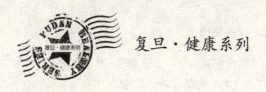

复旦·健康系列

营养与健康
Nutrition and Health

于 康 编著

复旦大学出版社

内容提要

本书由北京协和医院临床营养科资深专家撰写。作者以简明生动的语言,系统介绍了营养与食物的基础知识,解析了目前常见的营养热点问题,对肥胖症、糖尿病、高血压、高脂血症、痛风等常见慢性疾病患者提供了科学而实用的饮食解决方案。内容科学实用,文字通俗易懂,适于各界人士阅读参考。

作者简介

于康,北京协和医院临床营养科教授、主任医师。

现任:《中华临床营养杂志》副总编;卫生部营养标准委员会委员;中华医学会北京临床营养学会副主任委员;中华医学会肠外肠内营养学分会委员;中华医学会肠外肠内营养学分会"营养风险、不良、支持与结局"协作组副组长;中华预防医学会健康风险评估与控制专业委员会委员;中国医师协会健康管理及健康保险专业委员会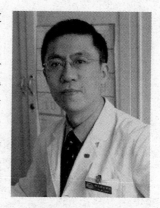
常务委员;中国医师协会循证临床营养学组委员;卫生部临床医生科普项目专家委员会委员;中央干部保健会诊专家;北京市医疗技术准入评审专家;《中华健康管理学杂志》、《中华骨质疏松和骨矿盐疾病杂志》、《临床药物治疗杂志》编委;北京健康协会常务理事。

从事临床营养支持、治疗与学术研究,擅长营养风险筛查、营养评定及糖尿病、肥胖症、肾脏病、痛风症、妊娠糖尿病等各类疾病和外科手术患者的营养治疗和肠内营养支持。

已在中国核心医学期刊及国际学术会议上发表学术论文75篇。主编及副主编学术专著《临床肠外肠内营养》、《临床营养治疗学》、《临床营养医师速查手册》等8部。参加28部学术专著编写。先后主编科普书《饮食决定健康》、《小食物大功效》、《糖尿病高血压高血脂饮食自疗法》、《做自己的营养医生》(15册)、《临床营养解决方案》(14册)等86部。

先后获日本外科代谢和营养学会青年研究奖、中国营养学会肠外及肠内营养研究成果奖、北京协和医院优秀论文奖、中国协和医科大学优秀教师奖、中国疾病预防控制中心全民健康活动优秀工作者奖、北京市东城区健康促进先进工作者奖。

前　言
Preface

　　人的一生注定要和食物相伴。从出生到 70 岁,包括饮水在内,一个人摄入的食物总量可达 60 余吨。如此巨大的食物量对人体健康而言是一把双刃剑：或通过平衡饮食带来健康,或因为饮食失衡导致疾病甚至死亡。

　　早在 1992 年,《维多利亚宣言》就提出良好生活方式是健康的基础。而良好生活方式的核心可归结为"合理膳食、适量运动、戒烟限酒、心理平衡",有人将其称为健康的"四大基石"。其中,合理膳食是"基石中的基石"。

　　然而,《中国居民营养与健康状况调查》显示,我国的慢性非传染性疾病的患病人数呈现迅速上升的趋势。其中,成人高血压患病率为 18.8%,估计全国患病人数达 1.6 亿多。与 1991 年相比,患病率上升了 31%,患病人数增加 7 000 多万人。高血脂的患病率为 18.6%,估计患病人数达到了 1.6 亿。大城市 20 岁以上糖尿病患病率由 4.6% 上升到 6.4%,中小城市由 3.4% 上升到 3.9%。全国目前糖尿病的患病人数为 2 000 多万,另有近 2 000 万人空腹血糖异常。这一串令人心忧的数据表明：在物质生活空前发达的今天,以不合理饮食为基础的不良生活方式已经并正在对人们的健康产生巨大的负面影响。

　　正是在这样的背景下,越来越多的人开始关心自己的饮食习惯是否合理、饮食模式是否健康。在朋友们的鼓励和帮助下,这本小书应运而生了。我尝试着将深奥的营养理论变为简易、生动、具有针对性和可操作性的生活指导,变成人们厨房里和餐桌上活生生的饮食处方。

在2000年,我在营养宣教中就提出了"做自己的营养医生"的口号,这既是我多年来营养宣教的核心思想,也是本书的出发点和落脚点——吃什么、吃多少、怎么吃,每个人都应有自己的"营养主张"。只有这样,才能将正确的营养观点变成合理的饮食行为,并由此获得实际的健康益处。正所谓"授之以鱼,不如授之以渔"。预防和治疗疾病如此,编书和读书大致也是如此。

在此,我愿真诚地感谢所有为本书的编写和出版作出贡献的老师和同道,特别感谢复旦大学出版社的领导及有关编辑。

我愿用这样一句话与广大读者共勉:"做自己的营养医生,让合理营养伴健康同行!"

于 康

2011年春节,于北京协和医院

目 录
Contents

营养概念话你知

营养与膳食——"成也食物，败也食物" / 1
能量：生命的依托 / 2
食物能量计算"三步曲" / 3
健康人要不要补充蛋白粉？ / 3
关注"反式脂肪酸" / 4
一分为二看"胆固醇" / 5
碳水化合物不是糖尿病的"元凶" / 6
热热闹闹"维生素" / 8
为什么要"补"维生素 / 9
矿物质，知多少 / 9
水："生命之源" / 10
膳食纤维：人体"清道夫" / 12
膳食纤维是多多益善吗 / 13
"从头查到脚"——自查营养缺乏的20大信号 / 14

食物——最好的营养仓库

"好色"有益健康 / 17
20种健康食品 / 20
6类"伤心损脑"的食品 / 41
各类食物的营养价值 / 44

小调味品里的大学问 / 50

十大"黄金法则"让你从容走出"第三态" / 51

从"吃饱"到"吃好"

《中国居民膳食指南》：平衡膳食宝典 / 57

"平衡膳食宝塔" / 58

不吃早餐的"七宗罪" / 59

午餐：每日饮食最主要的一餐 / 61

晚餐与八大疾病 / 62

合理控盐 / 63

科学吃油 / 65

橄榄油有什么好处 / 67

补钙九问 / 68

喝牛奶的"四忌" / 73

"有序"进食助健康 / 75

用饮食打开你的胃 / 78

8种不健康的饮食习惯 / 80

你是否吃得有质量 / 85

慢性疾病饮食治疗巧安排

联合发病的"富贵病" / 88

什么是"代谢综合征" / 89

"糖尿病就是心血管疾病" / 90

肥胖症：合理饮食开启减肥之旅

对体重的"3个关注" / 92

饮食也能减肥 / 94

减肥饮食的"7减2原则" / 94

饮食减肥贵在坚持 / 95

饮食减肥从"3+2+1+1+1+1"开始 / 95

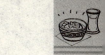

　　克服饥饿感有奇招 / 96
　　"减了又肥,肥了再减"怎么办 / 97
　　代食解决了减肥大难题 / 97
　　小儿肥胖的营养对策 / 100

高血压:合理饮食让高血压"低头"

　　改善饮食习惯,让高血压"低头" / 106
　　高血压病患者应注意清晨饮水 / 108
　　地中海饮食与高血压 / 109
　　高血压患者可用食物 / 110
　　高血压患者禁用/少用食物 / 110
　　高血压食谱举例(一) / 110
　　高血压食谱举例(二) / 111
　　高血压食谱举例(三) / 111
　　高血压食谱举例(四) / 112
　　高血压食谱举例(五) / 113
　　高血压食谱举例(六) / 113

高脂血症患者的营养锦囊

　　认识高脂血症 / 114
　　膳食脂肪对血脂和血压的影响 / 115
　　糖类对血脂的影响 / 116
　　蛋白质对血脂的影响 / 116
　　维生素对血脂的影响 / 117
　　膳食纤维对血脂的影响 / 117
　　鸡蛋与高脂血症 / 118
　　牛奶与高脂血症 / 118
　　海鱼与高脂血症 / 119
　　海藻食物与高脂血症 / 120
　　饮茶与高脂血症 / 120

防治高脂血症和冠心病的合理膳食原则 / 121

降脂食物面面观 / 123

低脂饮食食谱举例(一) / 127

低脂饮食食谱举例(二) / 127

低脂饮食食谱举例(三) / 128

低脂饮食食谱举例(四) / 128

低脂饮食食谱举例(五) / 128

低脂饮食食谱举例(六) / 129

饮食控制——糖尿病治疗的"驾辕之马"

糖尿病营养治疗的7大目标 / 130

"五驾马车" / 130

"两大基石" / 131

"4个点儿" / 132

糖尿病饮食治疗的历史回顾 / 133

糖尿病营养治疗10大黄金法则 / 134

"怕饮水"是一种误解 / 144

糖尿病患者的饮酒原则:"如饮酒,要限量" / 144

红葡萄酒能预防心血管疾病吗 / 145

糖尿病患者如何科学饮酒 / 145

空腹饮酒有什么危害 / 146

食品交换份 / 147

食品交换份的饮食分配 / 147

生熟互换 / 148

相似营养素含量的食物互换 / 149

食品交换份应用举例 / 150

有问有答 / 152

走出误区 / 158

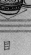

合理饮食控制痛风

痛风,从饮食找原因 / 163
认真把好饮食关 / 163
食物嘌呤含量及选择依据 / 164
急性痛风发作期时的食物选择 / 165
慢性痛风时的食物选择 / 165
痛风患者的营养治疗 / 165

主要参考文献 / 167

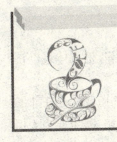

营养概念话你知

营养与膳食——"成也食物,败也食物"

营养是指人类不断从外界摄取食物,经体内消化吸收、新陈代谢来满足自身生理需要、维持身体生长发育和各种生理功能的全过程。

营养的物质基础是膳食。

合理营养的物质基础是平衡膳食。

食物中含有能被人体消化、吸收和利用的具有营养作用的物质,营养学上称为营养素。

人体生命活动所必需的营养素包括 7 大类,即蛋白质、脂肪、碳水化合物、维生素、矿物质、水和膳食纤维。其中,蛋白质、脂肪和碳水化合物因为可以产生热量,被合称为"三大产热营养素"。

食物供给我们维持身体活动所需要的能量,就像汽车跑动需要汽油,空调送冷需要电力一样。人体也像一台机器,需要食物的营养来运转,站、走、睡觉、读书都需要食物的能量来提供。

人体的组织和器官,如骨骼、肌肉、牙齿、血液,它们的生长发育也需要食物提供"建筑原料",各种组织还需要不断更新和修补,也需要食物提供原料。

与此同时,食物还参与了维持正常的渗透压、酸碱平衡等一系列生理生化活动,保持机体正常运转。

食物可分为5大类:

- 第1类:谷薯类——如米、面、玉米、红薯等,是人体最经济的能量来源。
- 第2类:蔬菜水果类——富含维生素、矿物质及膳食纤维。
- 第3类:动物性食物——如肉、蛋、鱼、禽、奶等,主要为人体提供蛋白质、脂肪和矿物质。
- 第4类:大豆及其制品——如豆腐、豆腐干等,含有丰富的蛋白质、无机盐和维生素。
- 第5类:能量性食物——如食糖、酒、油脂、硬果类食物,能够为人体提供能量。

每人每日应选用来自5大类的约30种不同食物的摄入。

人的一生,以70岁寿命计算,包括饮水在内,共计摄入近60吨的食物。如此巨大的膳食库足以改变人的健康走向:合理饮食,将有益健康,提高生活质量和情趣,延长寿命;而不合理饮食,将导致健康损害,生活质量降低,寿命缩短。正所谓"成也食物,败也食物"。成败的钥匙就掌控在每个人自己手中。

 能量:生命的依托

人类一切生命活动需要能量做动力。可以说,没有能量就没有生命。能量用来维持体温和进行正常的生理活动。即使在睡眠时,呼吸、消化、内分泌、循环系统的生命活动也需要消耗能量。

能量是由食物中的蛋白质、脂肪和碳水化合物在体内经过分解代谢所释放出来的。其中,脂肪的单位产能量最大,每克脂肪产热9千卡;蛋白质和碳水化合物则均为4千卡/克。脂肪和碳水化合物承担了能量提供的主要任务。蛋白质虽然也可用来供能,但由于其构成身体及组成生命活性物质(如各种酶、抗体等)的重要职责和它在体内有限的含量,应尽量使它受到保护,而不是被作为能量"燃烧"而消耗。因此,三大产热营养素应有一个合适的比例。按中国人的膳食习惯和特点,蛋白质占总能量的比例应为10%～15%,脂肪占总能量的比例应为25%～30%,碳水化合物占总能量的比例应为55%～60%。

能量总是在摄入量与消耗量之间保持着一种动态平衡。如果摄入能量小于消耗能量,这就是所谓"入不敷出",体内将逐渐损耗储备的糖原、脂肪直至肌肉;如果摄入能量大于消耗能量,即能量过剩,就会在体内转化为脂肪而沉积,从而导致肥胖。

食物能量计算"三步曲"

第一步:记录每天摄取食物的种类与数量,包括摄入所有的食物如谷类、薯类、蔬菜、水果、饮料、甜食、肉类、蛋类、豆制品、奶及奶制品类、油脂类、硬果类、零食类等。

第二步:估算或称量食物的具体数量有多少,例如1袋奶,100克苹果,1盒豆腐,1个鸡蛋等。

第三步:通过查找《食物成分表》,按照所吃的各种食物的能量进行相加,所得结果即为每日总的能量摄入量。

健康人要不要补充蛋白粉?

所谓"蛋白粉",其主要成分是某种类型的蛋白质,其主要目的是针对蛋白质不足(而非其他不足)者补充蛋白质(而不包括其他营养素)。

一个健康成人每日所需蛋白质的量按每千克体重计算为0.8～1.0克,按总量计算为50～60克。这一剂量对绝大多数健康成年人而言足以满足机体的日常需要。

健康成人所需的蛋白质完全可以通过日常膳食来满足。每日进食适量主食(男性6两以上,女性5两以上)(注:1两=50克,下同)、1~2袋鲜牛奶(250~500毫升)或等量的酸奶或豆浆、1个鸡蛋、3两瘦肉、2~3两豆类制品等,就足以满足一个健康个体每日所需蛋白质。如果在此基础上再进补蛋白粉就可能导致蛋白质摄入量超标,从而使人体处于一种"高蛋白负荷"的状态。只有处于生长发育期的儿童、妊娠期及哺乳期妇女和创伤修复期的患者才需要更多的蛋白质。

健康个体长期处于高蛋白状态不仅没有必要,也对机体有害。首先,健康人超量补充蛋白质是没有正性作用的。因为氨基酸在体内不能像脂肪一样储备,过多摄入的蛋白质会经肾脏由尿液排出体外,而无法起到营养作用。从某种角度看,这也是一种"浪费"。其次,高蛋白质摄入会给人体健康带来诸多不利影响。例如,长期的高蛋白摄入会增加肾脏负担,甚至使肾脏长期处于"超负荷"状态,并可能因此加速其老化和损害;还有,摄入过多的蛋白质还可促进钙从骨质中溶解,增加钙的丢失。研究表明,蛋白质摄入量每增加1克,就会导致1.75毫克的钙从尿中丢失。长此高蛋白摄入,将使骨质疏松的发生风险增加。由此,我们可以说,过高摄入蛋白质不仅不必要,甚至对人体有害。高蛋白和低蛋白对人体同样不利。

对以下人群则禁用蛋白粉:胃肠功能不允许、胃肠功能衰竭、处于禁食状态的患者;急性胰腺炎患者;肾功能不全患者;肝硬化、肝性脑病患者;高位肠瘘患者;重度创伤、烧伤、感染等处于急性分解期的患者。

 ## 关注"反式脂肪酸"

反式脂肪酸在天然食物中存在很少,可以说,它是一种人造产物。在加热情况下,通过金属离子(铜、镍)催化,将植物油中不饱和键打开,加入氢元素。在氢化过程中,脂肪酸分子发生重新排列,产生与氢化前分子结构非常相似的"反式脂肪酸"。

将天然的植物油人为改造成为"反式脂肪酸",其目的是使油脂不易氧化酸败。用反式脂肪酸加工的食品,不仅改善口味和外观,还获得更长的"货架寿命"(即保质期)。因此具有较大的商业利益。

反式脂肪酸对人体可产生广泛的危害,包括增高低密度脂蛋白胆固醇(LDL-C,即所谓"坏的胆固醇")、降低高密度脂蛋白胆固醇(HDL-C,即所谓"好的胆固醇"),反式脂肪酸在这方面的作用与动物油中所含的饱和脂肪酸极为相似。此外,反式脂肪酸还可以增加血小板凝聚、增高α脂蛋白、增加体重、增高胆固醇转移蛋白(CTP)、导致精子形态异常等。这些损害最终可使肥胖症、心脑血管疾病、糖尿病、支气管哮喘、变态性鼻炎、部分恶性肿瘤、痴呆症等的发生率增高。

在购买食品时,应注意看清标签说明,凡标有"人造脂肪、人工黄油、人造奶油、人造植物黄油、食用氢化油(注:凡有"氢化"字样者均为反式脂肪酸)、起酥油、植物脂末"等均为反式脂肪酸。标有"精制"、"精炼"字样的油脂也含有一定量的反式脂肪酸。

应尽量少吃或不吃奶油糕点、巧克力派、咖啡伴侣、起酥点心、方便食品等,以最大限度地减少反式脂肪酸的摄入。

一分为二看"胆固醇"

"谈胆固醇色变",这是很多人,特别是中老年朋友的真实心态。他们认为胆固醇是导致心脑血管疾病的元凶,"有百害而无一利",对胆固醇采取宁"缺"勿"高"的饮食原则。其实,这是一种认识上的误区。对胆固醇的看法,无论是血清胆固醇还是膳食胆固醇,均应持"一分为二"的态度,客观评价胆固醇的"功"与"过"。

首先,要"一分为二"看血清胆固醇。一方面,血清总胆固醇水平增高是导致冠心病的独立危险因素。另一方面,血清总胆固醇降到多低合适,对此,学术界长期存在争论。有人认为,血清总胆固醇过低可能引发脑出血或使癌症的发病率增高,但这尚需大量的流行病学的证据来证实。有一些恶病质的病人,血清胆固醇可降至很低水平,其实是重度营养不良的一种表现。目前一般认为,将血清总胆固醇保持在 2.1~5.2 mmol/L (90~200 mg/dl) 范围内可能较为合适。对已有动脉粥样硬化或冠心病者,应将胆固醇降至 4.2 mmol/L(180 mg/dl)以下。

其次,还要"一分为二"看膳食胆固醇。胆固醇仅有约30%来自膳食,而70%则来自体内的合成。若严格限制膳食中的胆固醇,则体内合成将增加;反之,若膳食摄入的胆固醇较高,则体内合成将减少,在一般情况下,两者保持动态平衡。也许,这可在一定程度上解释为什么一些长期吃素食、膳食胆固醇摄入很低的人也可能出现血胆固醇增高。而且,由于胆固醇通常与其他营养素(如蛋白质、部分维生素、部分常量元素和部分微量元素等)共存于膳食中,过分限制胆固醇,有可能同时限制了其他有益营养素的合理摄入,这对健康是不利的。

很多国家的膳食胆固醇的摄入标准为每日不高于 300 毫克。对于低密度脂蛋白胆固醇增高者,应进一步限制胆固醇摄入量小于每日 200 毫克。同时,饱和脂肪酸的供能比例应小于总能量的7%。富含胆固醇和饱和脂肪的食物主要有肥肉、动物油、棕榈油、椰子油、蛋黄、动物内脏等。无论对健康人还是冠心病患者,均应少吃或不吃这些食物。但这并不意味着不能摄食动物性食品。相反,适量摄入瘦肉、鱼类、牛奶、鸡蛋或鸡蛋清等,对维持人体健康是必需的。

碳水化合物不是糖尿病的"元凶"

碳水化合物又称糖类,常常被人们想象为血糖的主要"创造者",而被视为"公敌"。其实它也是生活中必不可少的一部分。目前的研究还没有发现碳水化合物与糖尿病的发生有任何直接的关系。

碳水化合物由碳、氢、氧3种元素组成,按照其结构可分为单糖、双糖和多糖。

单糖是最简单的碳水化合物,常见的有葡萄糖、果糖、半乳糖。具有甜味,易溶于水,可以不经过消化液的作用,直接被人体所吸收和利用。

双糖由两个分子的单糖结合在一起,再脱去一分子的水后合成。常见的有蔗糖、麦芽糖、乳糖等,易溶于水,经机体分解为单糖后可以被吸收利用。有些成人的消化道中缺乏分解乳糖的酶,因而食用乳糖过量后不易消化,往往出现胀气、腹泻等症状。

多糖由数百乃至数千个葡萄糖分子组成,常见的淀粉、糊精属于此类,没有甜味,不易溶于水,经消化酶作用最终也分解为单糖。

还有一类多糖,包括纤维素、半纤维素、木质素、果胶等,它们不能被人体消化吸收,在肠道内形成废渣,被排出体外,但是它们对人体有很重要的功能。人类的主食如米、麦、玉米和高粱中,约含有80%的淀粉。淀粉经过胃中消化酶的作用分解为葡萄糖后,由肠道吸收入血,再传送到全身各组织和细胞。

葡萄糖在细胞内经过一系列的生物化学反应,与氧化合(氧化),最终生成二氧化碳和水排出体外,并放出能量供身体利用。这是人类最经济最主要的能量来源,占人体所消耗能量的60%。其中一部分能量用以维持体温,另一部分储存在一种特殊的化合物三磷酸腺苷(ATP)中,然后组织再从三磷酸腺苷中获得所需要的能量,进行各种生理活动,例如心脏跳动、肌肉收缩等。更为重要的是神经系统只能利用葡萄糖做能源,所以当人摄入能量过少导致血糖过低就可能发生昏迷、休克甚至死亡。

热热闹闹"维生素"

维生素既不像蛋白质一样,可以构成身体和生命活性物质;也不像脂肪和糖一样,可为人体提供能量。但一旦缺了它们,身体构成和能量供给都会出现异常,甚至中断。

机体对维生素的需要量很小,通常用毫克甚至微克这样小的单位来计算其数量。但是,人体内却不能合成,或合成量不足,因此必须经常由食物或维生素制剂作外源性补充。

维生素的食物来源:

- 维生素 A:动物肝脏、蛋黄、鱼肝油、番茄、胡萝卜、红薯等。
- 维生素 D:充足的光照、鱼肝油、蛋黄、牛奶等。
- 维生素 E:植物油。
- 维生素 B_1:粗粮、豆类、花生、瘦肉、内脏及干酵母等。
- 维生素 B_2:蛋黄、河蟹、鳝鱼、口蘑、紫菜等。
- 叶酸:动物肝脏、水果、蔬菜、麦麸等。
- 维生素 B_{12}:肉、乳及动物内脏等。
- 维生素 C:新鲜蔬菜水果等。

维生素的种类很多,在饮食中有 20 多种,按照溶解性质可分为两大类:

- 水溶性维生素:能溶解于水而不溶解于脂肪的维生素称为水溶性维生素,包括维生素 C 和所有的 B 族维生素。
- 脂溶性维生素:不溶解于水而溶解于脂肪的叫脂溶性维生素,包括维生素 A、D、E、K。

长期摄入维生素不足或因其他原因无法满足生理需要时,可影响机体的正常生理功能。如果严重维生素不足的状态持续发展下去,可导致一系列临床症状,如夜盲症、佝偻病、脚气病等。有些维生素可在人体内储存,如维生素 A 等,若摄入过量还可引起急性或慢性蓄积中毒。

为什么要"补"维生素

从理论上讲,如果我们的膳食能做到"全面、均衡、适度",例如一般每天吃5～6两主食、1杯牛奶、1个鸡蛋、3两肉、1～2两豆制品、1斤左右的蔬菜、水果和半两左右的植物油等,那么,每日所需的热量和营养素(包括各类维生素)就不致缺乏,也就无需再靠其他方法补充。

然而,实际情况往往不那么理想,我们往往难以避免下面的问题,如:

- 食品在储备、加工、烹调过程中,必然有营养素,特别是维生素的损失,在某些情况下,如烹调火候过大、时间过长等,会损失很多维生素。
- 很多人存在程度不同的"偏食",如不爱吃水果、青菜等,有的则是食物种类不够广泛,长期摄食几种固定的食物,造成维生素的摄入不均衡。
- 很多疾病,如消化不良等,会影响膳食中维生素的吸收和利用。
- 在某些特殊情况下,如妊娠、哺乳等,可造成维生素的需要量增加,单靠食物供给有数量不足之嫌。

因此,对大多数人而言,在平衡膳食的基础上,科学地补充维生素是需要的。

矿物质,知多少

矿物质是构成人体组织和维持正常生理功能所必需的各种元

素的总称,是人体必需的七大营养素之一。人体中含有的各种元素,除了碳、氧、氢、氮等主要以有机物的形式存在以外,其余的60多种元素统称为矿物质(也叫无机盐)。其中21种为人体营养所必需。钙、镁、钾、钠、磷、硫、氯7种元素含量较多,约占矿物质总量的60%～80%,称为宏量元素。其他元素如铁、铜、碘、锌、硒、锰、钼、钴、铬、锡、钒、硅、镍、氟共14种,存在数量极少,在机体内含量少于0.005%,被称为微量元素。虽然矿物质在人体内的总量不及体重的5%,也不能提供能量,可是它们在体内不能自行合成,必须由外界环境供给,并且在人体组织的生理作用中发挥重要的功能。矿物质是构成机体组织的重要原料,如钙、磷、镁是构成骨骼、牙齿的主要原料。矿物质也是维持机体酸碱平衡和正常渗透压的必要条件。人体内有些特殊的生理物质如血液中的血红蛋白、甲状腺素等需要铁、碘的参与才能合成。

在人体的新陈代谢过程中,每天都有一定数量的矿物质通过粪便、尿液、汗液、头发等途径排出体外,因此必须通过饮食予以补充。但是,由于某些微量元素在体内的生理作用剂量与中毒剂量非常接近,因此过量摄入不但无益反而有害。

根据无机盐在食物中的分布以及吸收情况,在我国人群中比较容易缺乏的矿物质有钙、铁、锌。如果在特殊的地理环境和特殊生理条件下,也存在碘、氟、硒、铬等缺乏的可能。

水:"生命之源"

水是人体赖以维持基本生命活动的必要物质,人对水的需要仅次于氧气。

水是人体的构成成分。在人体所有成分中水的含量最多,约占体重的2/3。一个人短期不吃饭,只要能喝到水,即使体重减轻40%,也不至于死亡。但是,如果几天喝不上水,机体失水6%以上,就会感到乏力、无尿,失水达20%人就会死亡。

水是良好的溶剂,有利于营养素在体内的吸收和运输,并能及时地将代谢产物排出体外。

水也有利于血液循环和调节体温。在夏天往往气温比体温还高,人就会大量出汗,使水分蒸发,并有助于降低体温。冬天时,由于水的潜热较大,外界气温变化也不会影响体温恒定。当人体缺水时,消化液的分泌减少,引起食欲缺乏、精神不爽和疲乏无力。

一般来说,成人每日约需2 500毫升水,其中约有1 200毫升来自于饮水,1 000毫升来自于食物中的水(如蔬菜、水果、米饭、馒头、肉类、豆类、奶类等中都含有一定量的水,参见表1),其余300毫升水来自于体内代谢产生。人们每日饮水量应随气温、身体状况、劳动强度的不同而有所调整。比如,夏季或活动量较大,需水量可达4 000毫升,因此不要等到口渴时才想起喝水,应每天保证充足的水量。

表1 常见食物中的含水量

食物名称	数量	大约含水量(毫升)
米粥	1两	350
米饭	1两	80
面条(带汤)	1两	200
面条(不带汤)	1两	100
牛奶	1袋	200
馄饨	1两	350
饺子	1两	60
包子	1两	40
馒头	1两	25
鸡蛋羹	1份	120
煮鸡蛋	1个	25
橘子	100克	50

续 表

食物名称	数量	大约含水量(毫升)
苹果	100 克	80
香蕉	100 克	77
梨	100 克	89
桃	100 克	88
葡萄	100 克	88
黄瓜	100 克	96

当患有慢性肾衰竭或心功能不全时,应根据医生的建议适量限制饮水,防止体内存水过多而加重机体的负担。当然,饮水也要注意饮水卫生,需要防止饮用水中可能超标的氟、氯、汞、砷等对人体的危害而造成不良后果。

膳食纤维：人体"清道夫"

膳食纤维通常是指植物性食物中不能被人体消化吸收的那部分物质。从化学结构上看,膳食纤维也属于碳水化合物(糖类)的一种,但以前人们一直认为它们是食物中的残渣废料而不加重视。近年来的多项科学研究表明,不少疾病的发生与缺少膳食纤维有关,膳食纤维才得以崭露头角,并随着人类进食的日益精细而越来越受到人们的青睐。

按照化学结构,膳食纤维分为纤维素、半纤维素、木质素和果胶4大类,它们不能被人体吸收,却在体内发挥重要功能,担当了健康卫士的角色。膳食纤维有刺激肠道蠕动、增加肠内容物的体积、减少粪便在肠道中停留的时间等作用。增加膳食纤维摄入量,能有效地防治便秘、痔疮,预防结肠癌、直肠癌。膳食纤维还能减少脂肪、胆固醇在肠道的吸收,并促进胆固醇和胆酸从粪便排出,因而有降血脂、降胆固醇的作用。此外,膳食纤维中的果胶能延长食物在胃内停留的时间,延缓葡萄糖的吸收速度,而降低过高的血糖,改善糖尿病症状。增加膳食纤维的摄入,还具有减轻肥胖、预防乳腺癌和改善口腔牙齿功能等作用。

根据膳食纤维在水中的溶解性可以划分为可溶性纤维和不可溶性纤维两大类。可溶性纤维包括水果中的果胶,海藻中的藻胶以及由魔芋中提取的葡甘聚糖等。魔芋盛产于我国四川等地,主要成分为葡甘聚糖,其能量很低,吸水性强,在体内吸水后可以膨胀到300~500倍。很多科学研究表明,魔芋有降血脂和降血糖的作用及良好的通便作用。不可溶性纤维包括纤维素、木质素、半纤维素等,主要存在于谷物的表皮、全谷类粮食,其中包括麦麸、麦片、全麦粉及糙米、燕麦、荞麦、莜麦、玉米面等以及水果的皮核,蔬菜的茎叶、豆类及豆制品等。

可溶性纤维在胃肠道内与淀粉等碳水化合物交织在一起,而延缓它们的吸收和胃的排空,因此可以起到降低餐后血糖的作用,还能对于腹泻者有一定止泻的作用。不可溶性纤维对人体的作用首先在于促进胃肠道蠕动,加快食物通过胃肠道的速度,减少在胃肠内的吸收。其次,不可溶性纤维在大肠中能够吸收水分软化粪便,起到防治便秘的作用。

膳食纤维是目前营养学界认定的第7类营养素。我国人民的传统膳食常以谷类食物为主,并辅助以蔬菜、水果类,所以本无缺乏膳食纤维之虞,但随着生活水平的提高,食物越来越精细化,动物性食物所占比例大大增加,膳食纤维的摄入量却明显降低了。因此,适当增加膳食中谷物,特别是粗粮的摄入,多吃新鲜蔬菜、水果是有益的。

膳食纤维是多多益善吗

膳食纤维对健康的益处已无需多言。但是,过量补充膳食纤维存在健康隐患:

(1) 大量进食膳食纤维,可能使胃排空延迟,造成腹胀、早饱、消化不良等。特别是一些儿童和老年人,在进食大量粗纤维食物,如韭菜、芹菜、黄豆等,会出现上腹不适、嗳气、肚胀、食欲降低等症状。甚至还可能影响下餐的进食。

(2) 大量进食膳食纤维,在延缓糖分和脂类吸收的同时,也在一定程度上阻碍了部分常量和微量元素的吸收,特别是钙、铁、锌等元素。

(3) 大量进食膳食纤维,特别是不溶解的粗纤维,将导致胃肠蠕动减缓,使蛋白质的消化吸收能力下降。

(4) 对部分糖尿病患者,大量补充纤维,可能导致发生低血糖反应。部分糖尿病患者血糖很"脆弱",往往因饮食、运动、药物(包括胰岛素)的改变或控制不当导致低血糖反应的发生。有些糖尿病患者突然在短期内由低纤维膳食转变为高纤维膳食,在导致一系列消化道不耐受反应的同时,也因加重胃轻瘫,使含能量的营养素(如糖类、脂类等)不能被及时吸收而导致低血糖反应。这对于注射胰岛素的糖尿病患者尤应注意。

综上所述,我们在充分认识膳食纤维益处的同时,还应清醒地认识到补充膳食纤维并非"多多益善"。

一般而言,每日进食 20~35 克膳食纤维对大多数人而言是适宜的。这可以由以下食物提供:每日 1 两粗粮,1 斤绿叶蔬菜,2 两豆类制品,1~2 个水果。对胃肠道功能较弱的人而言,应避免大量进食生豆、韭菜、茼蒿等食物。

"从头查到脚"——自查营养缺乏的 20 大信号

■ 体重丢失——最重要的营养缺乏信号

可能的营养缺乏:能量、蛋白质等。

体重是营养评定中最简单、直接而又可靠的指标。这是历史上沿用已久并目前仍是最主要的营养评定指标。体重是脂肪组织、瘦组织和矿物质之和,体重的改变是与机体能量与蛋白质的平衡改变相平行的,故体重可从总体上反映人体营养状况。

可采用"体重指数"判定体重状况。体重指数(BMI)＝体重(千克)/身高^2(米^2)。其判定标准参见表2。

表2 体重指数的评定标准(中国标准)

等级	体重指数值
肥胖	≥28.0
超重	24.0～27.9
正常值	18.5≤BMI≤23.9
体重过低	＜18.4

体重过快丢失表明机体营养缺乏。参见表3。

表3 体重变化的评定标准

时间	中度营养缺乏 (丢失原来体重的%)	重度营养缺乏 (丢失原来体重的%)
1周	1%～2%	＞2%
1个月	5%	＞5%
3个月	7.5%	＞7.5%
6个月	10%	＞10%

- 头发——是否脱发、干燥、易断
  可能的营养缺乏：蛋白质、能量、必需脂肪酸、微量元素锌。
- 眼睛——夜晚视力降低
  可能的营养缺乏：维生素A。
- 眼睛——睑角炎
  可能的营养缺乏：维生素B_2、B_6。
- 鼻部——皮脂溢
  可能的营养缺乏：烟酸、核黄素、维生素B_6。

- 舌头——舌炎、舌裂、舌水肿
  可能的营养缺乏：B族维生素。
- 牙齿——牙龈出血
  可能的营养缺乏：维生素C。
- 牙齿——龋齿
  可能的营养缺乏：氟。
- 味觉——味觉减退
  可能的营养缺乏：锌。
- 嘴——嘴角干裂
  可能的营养缺乏：核黄素（维生素B_2）和烟酸。
- 甲状腺——肿大
  可能的营养缺乏：碘。
- 指甲——变薄、舟状指
  可能的营养缺乏：铁。
- 皮肤——干燥、粗糙
  可能的营养缺乏：维生素A。
- 皮肤——淤斑
  可能的营养缺乏：维生素C。
- 皮肤——阴囊及外阴湿疹
  可能的营养缺乏：维生素B_2、锌。
- 皮肤——伤口不愈合
  可能的营养缺乏：蛋白质、维生素C、锌。
- 骨骼——骨质疏松
  可能的营养缺乏：钙、维生素D。
- 四肢——感觉异常或丧失、运动无力
  可能的信号缺乏：B族维生素。
- 肌肉——萎缩
  可能的信号缺乏：蛋白质和能量。
- 生长发育——营养性矮小
  可能的信号缺乏：蛋白质和能量。

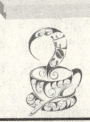

食物——最好的营养仓库

 "好色"有益健康

颜色之于食物,已不仅是一种表观特征,更体现内在的营养价值。

颜色之于食物,已不仅令人悦目赏心,更体现特有的健康呵护。

红色

代表食物:红豆、红薯、番茄、红苹果、红枣、枸杞子、胡萝卜、杨梅、草莓、山楂等。

红色源于番茄红素、胡萝卜素、铁、部分氨基酸等。近几年来,番茄红素这个词儿被越来越多的男性所了解和关注,因为这种东西对男性的前列腺有益。于是,富含番茄红素的食品就成了男性饮食的新宠。

其实,红色食品的益处远不止于此,红豆、红薯等是优质蛋白质、碳水化合物、膳食纤维、B族维生素和多种无机盐的重要来源,可弥补大米、白面中的营养缺失,经常食用可提高人体对主食中营养的利用率,被称为"红色生力军"。

此外,相同数量的红薯只有大米能量的30%,加之富含纤维素和果胶,在降低肠癌发生风险、防治便秘、降低血脂及减肥等方面功效独特。

🍅 黄色

代表食品：玉米、黄豆，以及水果中的橘、橙、柑、柚等。

黄色食品是高蛋白、低脂肪的食中佳品，最宜为伴有高脂血症的中老年人食用。黄色源于胡萝卜和维生素 C，两者功效广泛而强大，在抗击氧化、提高免疫力、维护皮肤健康等方面更可协同作用。

玉米和黄豆是黄色食品的代表。玉米提供碳水化合物、膳食纤维和 B 族维生素等，可刺激胃肠蠕动、加速粪便成形和排泄，防治便秘、肠炎和肠癌；还可调节血脂，在一定程度上预防高血压和冠心病的发生，中美洲印第安人不易患高血压与他们主要食用玉米有关。黄豆则是优质蛋白、不饱和脂肪酸、钙及维生素 B_1 和烟酸的良好来源，并可为机体提供大豆卵磷脂、大豆异黄酮等生物活性成分，在调节血胆固醇、防治部分恶性肿瘤方面发挥作用。

黄色的生姜含有姜醇、姜烯、姜酚等 72 种挥发性成分，有增强心肌收缩力、止吐、抗溃疡、保肝、利胆、抗氧化、调节中枢神经系统的功能，还能抑制致癌物亚硝胺合成等。

黄色果蔬还富含维生素 A 和维生素 D。维生素 A 能保护胃肠黏膜，防止胃炎、胃溃疡等疾病发生；维生素 D 具有促进钙、磷两种矿物元素吸收的作用，进而收到壮骨强筋之功效，对于儿童佝偻病、青少年近视、中老年骨质疏松症等常见病有防治作用，因此这类人群多食用黄色食品，无疑是明智之举。

🍅 蓝色

代表食品：海藻类的海洋食品、蓝莓等。

螺旋藻是蓝色食品的代表。它含有 18 种氨基酸（包括 8 种人体所必需的氨基酸）、11 种微量元素及 9 种维生素，可以健身强体、帮助消化、增强免疫力、美容保健、抗辐射等，海藻多糖还有抗肿瘤、抗艾滋病功能。

蓝莓也是蓝色食品的佼佼者。在 20 世纪 90 年代，蓝莓的保健作用已被证实并广泛接受。果实的蓝色来自于高含量的花青素类物质。花青素是一类可溶性的色素，颜色从蓝色一直到红色。药理研究发现花色甙成分有促进视红素再合成、改善循环、抗溃疡、抗炎等多种药理活性,可以明显改善用眼疲劳。许多与老年有关的疾病,如心脏病、癌症、关节炎、皱纹、眼疾病、帕金森病和阿耳茨海默病(早老性痴呆症)等,均与由自由基引起的氧化作用有关。美国Tufts大学农业部老年营养研究中心的研究证明,由于蓝莓果实中含花青素类和其他具有保健作用的化合物,如细菌抑制因子、叶酸、维生素A和C、胡萝卜素、鞣花酸和纤维素等,在41种水果蔬菜中,其抗氧化能力最强。蓝莓中的抗氧化能力和有特殊作用的化合物能够防御自由基的氧化作用。在对鼠的实验中,蓝莓可以延缓甚至转化部分衰老症状。研究人员同时发现蓝莓对尿道感染有预防作用。

白色

代表食品:大米、面粉、茭白、冬瓜、竹笋、白萝卜、花菜等。

白色食品含有丰富的蛋白质等10多种营养元素,消化吸收后可维持生命和运动,但往往缺少人体所必需的氨基酸。含纤维素及一些抗氧化物质,具有提高免疫功能、预防溃疡病和胃癌、保护心脏的作用。白色的大蒜是烹饪时不可缺少的调味品,其含有的蒜氨酸、大蒜辣素、大蒜新素等成分,还可以降低血脂,防止冠心病,杀灭多种球菌、杆菌、真菌、原虫、滴虫;还可以阻止胃内亚硝酸盐与二级胺生成致癌的亚硝胺,降低胃癌的发生。

黑色

代表食物:黑芝麻、黑糯米、黑木耳、黑豆、香菇、黑米等。

黑色食品含有17种氨基酸及铁、锌、硒、钼等10余种微量元素、维生素和亚油酸等营养素,有通便、补肺、提高免疫力和润泽肌肤、养发美容、抗衰老等作用。

黑色食品具有三大优势:来自天然,有害成分极少;营养成分齐全,质优量多;能在一定程度上降低动脉粥样硬化、冠心病、脑中风等严重疾病的发生率。

以黑木耳和黑芝麻为例。每100克黑木耳含蛋白质10.6克,脂肪1.2克,碳水化合物65.5克,膳食纤维7.0克,钙357毫克,磷201毫克,铁185毫克;还含有维生素B_1、维生素B_2、胡萝卜素、烟酸等多种维生素和无机盐、磷脂、植物固醇等。黑木耳中含有丰富的纤维素和植物胶质,能促进胃肠蠕动,减少食物脂肪的吸收;黑木耳内还有一种类核酸物质,可降低血中的胆固醇和三酰甘油(甘油三酯)水平,对冠心病、动脉硬化患者颇有益处。黑木耳中的多糖具有一定的抗癌作用,可以作为肿瘤病人的食疗成分。而黑芝麻,由于富含维生素E及其他多种营养素,长期以来被人们视为护肤养颜的良方。此外,黑芝麻还有保护皮肤健康、通便等多种保健功效。

红、黄、蓝、白、黑,一个都不能少,它们联合构成餐桌上一道亮丽的彩虹。正所谓"好色"更有益健康。我们应该悉心地欣赏,我们更能快乐地收获。

20种健康食品

1. 全面的抗癌食品——芦笋

营养价值

芦笋所含蛋白质、碳水化合物、多种维生素和微量元素的质量优于普通蔬菜,但热量和碳水化合物都低,蛋白质较高。芦笋中也含有适量维生素B_1、维生素B_2、烟酰胺,绿色主茎的芦笋比白色的含更多的维生素A。值得注意的是罐装芦笋含有大量的钠,有忌钠饮食的人(如高血压、糖尿病和肾衰病人等)应避免食用,但可食用新鲜和冷冻品,或者低钠含量的罐装芦笋。芦笋性味甘寒,有清热利小便的作用,夏季食用有清凉降火作用,能消暑止渴。

对疾病和健康的影响

芦笋经常食用对心脏病、高血压、心动过速、疲劳症、肾炎、膀胱炎、胆结石、肝功能异常和肥胖有效。芦笋中含有丰富的叶酸,大约5根芦笋就含有100多微克的叶酸,可满足每日需求量的25%,所以多吃芦笋能补充叶酸。芦笋可以促使细胞生长正常化,具有防止癌细胞扩散的作用,国际癌症病友协会研究认为,它对膀胱癌、肺癌、皮肤癌等有特殊疗效。

饮食宜忌

芦笋虽好,但不宜生吃(生吃易腹胀、腹泻)。辅助治疗肿瘤疾患时应保证每天食用才能有效。

2. 菜中之王——卷心菜

营养价值

卷心菜的水分含量高(90%)而热量低,可是大多数卷心菜丝色拉中的热量比单纯的卷心菜高5倍,因为色拉含有富于油脂的调料。因此,控制饮食减肥的人最好用低热量的调料做色拉。酸泡菜除了含钠较多外,与未发酵卷心菜的营养价值大致相同。各种卷心菜都是钾的良好来源。

对疾病和健康的影响

卷心菜与芦笋、菜花一样,具有良好的防衰老、抗氧化效果。卷心菜的营养价值与大白菜相差无几,其中维生素C的含量还要高出大白菜一半左右。卷心菜富含叶酸,这是甘蓝类蔬菜的一个优点,所以孕妇、贫血患者应当多吃些卷心菜。它也是重要的美容品。卷心菜还能提高人体免疫力,预防感冒。在抗癌蔬菜中,卷心菜排在第5位。新鲜的卷心菜中含有植物杀菌素,有抑菌消炎作用,对咽喉疼痛、外伤肿痛、蚊叮虫咬、胃痛、牙痛有一定的作用。卷心菜中含有某种"溃疡愈合因子",对溃疡有很好的治疗作用,能加速创面愈合,是胃溃疡患者的良好食品。多吃卷心菜,可增进食欲,促进消化,预防便秘。卷心菜也是糖尿病和肥胖患者的理想食物。

饮食宜忌

卷心菜和其他芥属蔬菜都含有少量称为致甲状腺肿的物质,可以干扰甲状腺对碘的利用,当机体甲状腺激素不足时,就使甲状腺变大(形成甲状腺肿)。卷心菜的致甲状腺肿作用可以用大量补充碘来消除,如用碘盐、海鱼、海藻和海产品来补充碘。

3. "餐桌上的降压药"——芹菜

营养价值

芹菜叶柄含水分高(94%),热量低(13 千卡/100 克),是钾的优质来源,但维生素 C 和维生素 A 含量一般,芹菜中白色品种和发白的绿色品种维生素 A 的含量明显低于不发白的绿色品种。只要可能,芹菜叶柄应该尽可能与菜叶一起食用,因为叶中钙、铁、钾、维生素 A 和 C 的含量比叶柄要丰富得多。芹菜种子是蔬菜种子中重量最轻的一种,72 000 粒种子重仅 28 克,然而种子含有丰富的热量(392 千卡/100 克)、蛋白质、脂肪、纤维素、钙、磷、镁、钾、铁和锌。

对疾病、健康的影响

芹菜含铁量较高,是缺铁性贫血患者的佳品。

芹菜中含有丰富的钾,是治疗高血压病及其并发症的首选食品。对于血管硬化、神经衰弱患者亦有辅助治疗作用。

芹菜的叶、茎含有挥发性物质,别具芳香,能增强人的食欲。

芹菜汁还有降血糖作用。经常吃些芹菜,可以中和尿酸及体内的酸性物质,对防治痛风有较好的效果。

芹菜中含有大量的粗纤维,可刺激胃肠蠕动,促进排便。

芹菜还是一种增强性功能食品,能促进人的性兴奋,西方称之为"夫妻菜",曾被古希腊的僧侣列为禁食。泰国的一项研究发现,常吃芹菜能减少男性精子的数量,可能对避孕有所帮助。

草本植物学家广泛使用芹菜治疗各种小疾病,最普通的是消除水肿(人体组织过分积水)等,因为吃了芹菜叶、柄和根能够利尿,可促进人体组织内过量水分的排泄。

饮食宜忌

芹菜叶中含的胡萝卜素和维生素 C 比茎多,因此吃时不要把能吃的嫩叶扔掉。芹菜有降血压的作用,故血压偏低者慎用。

4 初春第一菜——韭菜

营养价值

韭菜的含水量很高(85%)，能量较低。它是铁、钾和维生素A的上等来源，也是维生素C的一般来源。韭菜还有刺激食欲的作用。

对疾病、健康的影响

韭菜含有较多的粗纤维，能增进胃肠蠕动，有效预防习惯性便秘和肠癌，有"洗肠草"之称。

韭菜含有挥发性精油及含硫化合物，具有促进食欲的作用。同时，可能有助于血脂的调节，适量进食对高血压、冠心病、高血脂等有一定益处。它含有硫化合物，具有一定杀菌消炎作用。

蒜氨酸是韭菜和大蒜独特气味的来源成分，这种物质在蒜氨酸酶的催化下可以转变为大蒜素，大蒜素具有强烈的气味。之后大蒜素又与维生素B_1结合生成蒜硫胺素，而蒜硫胺素具有与维生素B_1相同的生理活性，同时，不论在小肠内吸收的效率还是吸收后再向身体组织内转移的速度都高于维生素B_1。由于蒜硫胺素能够加速乳酸分解，因此其具有抗疲劳促恢复的作用。此外，它还具有增进食欲、稳定情绪、促进发汗等作用。

饮食宜忌

春季食用有益健康。

初春时节的韭菜品质最佳，晚秋的次之，夏季的最差。

多食会上火且不易消化，因此阴虚火旺和胃肠虚弱的人不宜多食，推荐量为每人每次约1两。

5. "果中皇后"——草莓

营养价值

草莓所含的热量较低，碳水化合物的含量相对不高，膳食纤维、维生素和微量元素含量较为丰富。

草莓中的营养成分容易被人体消化、吸收。

甜草莓所含热量和碳水化合物的水平比成熟度差的生果和不甜的草莓大约高3倍,但其他营养成分则与不甜的草莓相似。

草莓因含有花色素、苷色素、天竺葵色素、3-单葡糖苷,属于生物类黄酮族化合物,所以呈红色。

对疾病、健康的影响

草莓中所含的胡萝卜素是合成维生素A的重要物质,具有明目养肝之功。

草莓还含有丰富的膳食纤维,可以帮助消化、通畅大便。

草莓对胃肠道和贫血均有一定的滋补调理作用。

除预防坏血病外,草莓对防治动脉硬化、冠心病也有较好的功效。

它是鞣酸含量丰富的植物,在体内可吸附和阻止致癌化学物质的吸收,具有防癌作用。

美国把草莓列入十大美容食品。据研究,女性常吃草莓,对皮肤、头发均有保健作用。草莓在德国被誉为"神奇之果"。草莓还可以减肥,因为它含有一种叫天冬氨酸的物质,可以自然而平缓地除去体内的"矿渣"。

祖国医学认为,草莓性凉味酸,具有润肺生津、清热凉血、健脾解酒等功效。

饮食宜忌

草莓中含有的草酸盐较多,尿路结石病人不宜吃得过多。

草莓表面粗糙,不易洗净,用淡盐水或洗洁精浸泡10分钟既可以杀菌又较易洗净。

6. 心血管的保护神——番茄

营养价值

鲜番茄和番茄汁水分含量高(约94%),热量低,是维生素A、维生素P和维生素C的较好来源。

与还发绿时就被摘而快速催熟的番茄相比,自然成熟的番茄中维生素C和β胡萝卜素的含量更高,而且,还含有许多形成美味成分的谷氨酰胺,营养和口味都较好。

对疾病、健康影响

番茄中的番茄红素对心血管具有保护作用,并能减少心脏病发作。番茄红素具有独特的抗氧化能力,能清除自由基,保护细胞,使脱氧核糖核酸及基因免遭破坏,能阻止癌变进程。经国内外专家研究认为,番茄除了对前列腺癌有预防作用外,还能有效减少胰腺癌、直肠癌、喉癌、口腔癌、肺癌、乳腺癌等癌症的发病危险。

番茄中的烟酸,能维持胃液的正常分泌,促进红细胞的形成,有利于保持血管壁的弹性和保护皮肤。所以,食用番茄对防治动脉硬化、高血压和冠心病也有帮助。

番茄含有可溶性膳食纤维果胶,有预防便秘的作用。

番茄的酸味中含有柠檬酸、苹果酸及乳酸等,能消除导致人体产生疲劳的物质。

番茄中维生素C的含量很多,它参与骨胶原的合成,保持皮肤的弹性,防止病毒的入侵。番茄还含有与维生素C一起具有降低血压作用的芦丁和钾,对改善高血压有很大的作用。

饮食宜忌

青色未熟的番茄不宜食用。

急性肠炎、菌痢及溃疡活动期病人不宜食用。

番茄多汁,可以利尿,肾炎病人也宜食用。

7. 最优质钙源——牛奶

营养价值

牛奶中的碳水化合物:最丰富的是乳糖,乳糖使钙易于吸收。有些人由于乳糖酶水平下降,不能代谢乳糖,被称为乳糖不耐性。

牛奶含有品质很好的蛋白质,包括酪蛋白、少量的乳清蛋白和共同沉淀物(是从鲜奶中沉淀的总奶蛋白质,它的独特之处在于既含有酪蛋白又含有乳清蛋白，具有高的营养价值，并且乳清蛋白含量低），其生物学价值为85，而谷蛋白蛋白质为50～65。它包括人体生长发育所需的全部氨基酸，是其他食物无法比拟的。此外，牛奶中的蛋白质与热量之比也很完善，能保证消费者不至摄入"纯"热量。

牛奶中的乳脂提供约48％的全奶热量，含有乳脂的牛奶香味浓郁。乳脂是高度乳化的，有利于消化，其含有500多种不同的脂肪酸和脂肪酸衍生物，一般而言，含66％饱和脂肪酸，30％单不饱和脂肪酸，4％多不饱和脂肪酸。

牛奶中的钙含量高且容易被人体吸收，而且磷、钾、镁等多种矿物质搭配也十分合理。

● 对疾病、健康的影响

牛奶中的一些物质对中老年男子有保护作用，喝牛奶的男子身材往往比较苗条，体力充沛，高血压的患病率也较低，脑血管病的发病率也较少。牛奶中的钙最容易被吸收。孕妇应多喝牛奶，绝经期前后的中年妇女常喝牛奶可减缓骨质流失。牛奶加蜂蜜可改善儿童贫血。睡前饮用能帮助睡眠。它还是美容护肤的佳品。

牛奶引起的变态反应（牛奶过敏）：常见症状是呼吸困难、皮肤过敏反应、呕吐、腹痛、腹泻等。建议用下面方法改变膳食：①用羊奶代替；②改变牛奶的形式，采用酸奶、炼乳、奶粉等；③从膳食中去掉牛奶或乳制品，用配方代替，其中的蛋白质取自肉或大豆。

牛奶性贫血：是婴幼儿长期饮用牛奶而没有添加含铁的食物所引起，因牛奶含铁极少，不能满足孩子自身需要。需在饮用牛奶的同时添加含铁丰富的辅食。

8. 通便减肥的良方——燕麦

 营养价值

燕麦片可口，并富含碳水化合物，但麦片煮熟膨胀后，其热量很低，每碗粥（约240毫升）仅含130千卡热量。

燕麦内含有丰富的维生素 B_1 和维生素 E,而烟酸的含量比小麦低得多。

燕麦中缺少维生素 A 和维生素 C,矿物质也不多,尤其是钙。煮熟后,维生素和矿物质含量更少。

燕麦片中的蛋白质含量比小麦多,但不是麦谷蛋白类型,因此单用燕麦粉做面包是不适宜的,但可用它来制作蛋糕、饼干、早餐食品。

燕麦所含蛋白质在质量和数量上都不足,如干燕麦片蛋白质含量约 14%,熟燕麦片粥只含 2%,此外,燕麦片中还缺少必需氨基酸(赖氨酸)。

● 对疾病、健康的影响

燕麦片可以有效地降低人体中的胆固醇,经常食用可对中老年人的主要威胁——心脑血管病起到一定的预防作用。

经常食用燕麦对糖尿病患者也有非常好的降糖、减肥作用。

燕麦粥有通大便的作用。

它还可以改善血液循环,缓解生活工作带来的压力;其中的钙、磷、铁、锌等矿物质有预防骨质疏松、促进伤口愈合、防治贫血的作用。

● 饮食宜忌

吃燕麦一次不宜太多,推荐量 40 克/次,具体应个体化决定。否则会造成胃痉挛或胀气。

9. 主食的最佳替代品——红薯

● 营养价值

熟红薯所含热量与熟马铃薯大致相等,但蛋白质和维生素 C 较少,维生素 A 含量更高。红薯是维生素 A 的主要植物来源之一。蜜饯的红薯块根与未加糖煮的块根相比,几乎可多提供 50% 热量。

● 对疾病、健康的影响

红薯的蛋白质质量高,可弥补大米、白面中的营养缺失,经常食用可提高人体对主食中营养的利用率,使人身体健康,延年益寿。

红薯中膳食纤维比较多,对促进胃肠蠕动和防止便秘非常有益,可用来治疗痔疮和肛裂等。对预防直肠癌和结肠癌也有一定作用。

脱氢表雄甾酮是红薯所独有的成分,这种物质既防癌又益寿,是一种与肾上腺所分泌的激素相似的类固醇,国外学者称之为"冒牌激素"。它能有效抑制乳腺癌和结肠癌的发生。

红薯对人体器官黏膜有特殊的保护作用,可抑制胆固醇的沉积,保持血管弹性,防止肝肾中的结缔组织萎缩和胶原病的发生。

红薯是一种理想的减肥食品。相同数量的红薯只有大米热量的 1/3,而且还富含纤维素和果胶,具有阻止糖分转化为脂肪的特殊功能。

饮食宜忌

红薯含有"气化酶",吃后有时会发生胃灼热(烧心)、吐酸水、肚胀排气等现象,只要一次不吃得过多,而且和米面搭配着吃,并配以咸菜或喝点菜汤即可避免上述不适感。食用凉红薯也可致上腹部不适。

红薯在胃中产生酸,所以胃溃疡及胃酸过多的患者不宜食用。

烂红薯(带有黑斑的红薯)和发芽的红薯可使人中毒,不能食用。

红薯等根茎类蔬菜含有大量淀粉,可以加工成粉条食用,但制作过程中往往会加入明矾,若过多食用会导致铝在体内蓄积,对健康不利。

10. 明目良品——胡萝卜

营养价值

大多数品种的胡萝卜水分含量很高,热量低,维生素 A 含量高。

胡萝卜泥和蒸熟的胡萝卜所供给的热量仅仅是生胡萝卜和胡萝卜汁的2/3。而水分含量高于后者。

脱水胡萝卜提供的热量最高，所提供的蛋白质相当于干谷物和大米所供给量的3/4。

对疾病、健康的影响

胡萝卜能提供丰富的维生素A，具有促进机体正常生长与繁殖、维持上皮组织、防止呼吸道感染及保持视力正常、治疗夜盲症和眼干燥症等功能。

胡萝卜素能增强人体免疫力，有抗癌作用，并可减轻癌症病人的化疗反应，对多种脏器有保护作用。妇女进食胡萝卜可以降低卵巢癌的发病率。

胡萝卜内含琥珀酸钾，有助于防止血管硬化，降低胆固醇，对防治高血压有一定效果。

胡萝卜可清除致人衰老的自由基。所含B族维生素和C族维生素等营养成分有润皮肤、抗衰老的作用。

胡萝卜的芳香气味是挥发油造成的，能增进消化，并有杀菌作用。

饮食宜忌

胡萝卜中所含的能够转化成维生素A的胡萝卜素的含量十分丰富，由于维生素A是脂溶性维生素，所以和油一起烹调能够促进吸收。

胡萝卜中含有丰富的食物纤维，能够消除便秘。和卷心菜、西芹等菜一起烹调有更好的食疗效果。

胡萝卜含有一种能够使维生素C酸化的物质，所以除了生吃还可以和其他维生素C含量丰富的蔬菜一同食用，而且有必要加入一点醋。

胡萝卜不要过量食用（推荐每餐食用不超过70克为宜）。大量食用会令皮肤产生变化，变成橙黄色。

酒与胡萝卜同食，会造成大量胡萝卜素与酒精一同进入人体，而在肝脏中产生毒素，导致肝病。

11. 慢性疾病的克星——魔芋

营养价值

魔芋中97%是水分,剩下3%的主要营养成分是葡萄糖和甘露多糖,它们以1∶2的比例相结合,形成了植物纤维魔芋甘露多糖。植物纤维中有易溶于水和不易溶于水的类型,魔芋甘露多糖易溶于水。魔芋所含热量较低,碳水化合物的含量相对不高,钙、磷、钾的含量较高。

对疾病、健康的影响

魔芋所含的黏液蛋白能减少体内胆固醇的积累,可预防动脉硬化和防治心脑血管疾病。

魔芋能提高机体的免疫力,所含的甘露糖苷对癌细胞代谢有干扰作用,所含优良膳食纤维能刺激机体产生一种杀灭癌细胞的物质,可防治癌瘤。

魔芋所含纤维素能促进胃肠蠕动,润肠通便,可防止便秘和减少肠对脂肪的吸收,有利于肠道疾病的治疗。

魔芋是低热量食品,其葡萄甘露聚糖吸水膨胀,可增大至原体积的30~100倍,因而食后有饱腹感,是理想的减肥食品。

魔芋能延缓葡萄糖的吸收,有效降低餐后血糖,从而减轻胰腺的负担,使糖尿病患者的糖代谢处于良性循环,把血糖值保持在一定范围内。

魔芋有保温的作用,古代的民间疗法就把魔芋作成保温布的材料,治疗胃痛和肩膀酸痛。把蒸好的魔芋用毛巾等包起来,放在患处可以缓解疼痛。

魔芋有补钙、平衡盐分、排毒等作用。

饮食宜忌

生魔芋有毒,必须煎煮3小时以上才可食用,每次不宜多食。推荐量每人每餐80克左右。

12. "全方位的健康水果"——苹果

营养价值

鲜苹果含水 85％，每 100 克苹果约含有 57 千卡热量。

苹果中含有丰富的碳水化合物、维生素和微量元素。尤其是维生素 A 和胡萝卜素的含量较高。

对疾病、健康的影响

含有丰富的水溶性食物纤维——果胶。果胶有保护肠壁、活化肠内有用的细菌、调整胃肠功能的作用，还有吸收水分、消除便秘、稳定血糖、美肤、吸附胆汁和胆固醇的作用，能够有效地防止高血脂、高血压、高血糖，清理肠道，预防大肠癌。

苹果酸味中的苹果酸和柠檬酸能够提高胃液的分泌，促进消化。

苹果中的钾含量丰富，能够防治高血压。我们知道，中国人的饮食中食盐摄入严重超量，从而导致体内钠、水潴留，促发高血压。钾恰恰能够使促发高血压的钠从肾脏排出量增加，使细胞中钠的含量降低，从而降低血压。钾还能扩张血管，和果胶共同作用能够预防代谢综合征。

苹果还能防癌，预防铅中毒。

苹果汁有很强大的杀灭传染性病毒的作用，吃较多苹果的人患感冒的概率远比不吃或少吃苹果的人要低。所以，有的科学家和医师把苹果称为"全方位的健康水果"，或称为"全科医生"。现在空气污染比较严重，多吃苹果可改善呼吸系统和肺功能，保护肺部免受污染和烟尘的影响。

苹果有着天然的怡人香气，具有明显的消除压抑感的作用。

饮食宜忌

男性吃苹果的数量应多于女性，因为苹果有降低胆固醇的作用。

苹果的营养很丰富，吃苹果时要细嚼慢咽，这样不仅有利于消化,更重要的是对减少人体疾病大有好处。

不要饭前吃水果,以免影响正常进食及消化。

准妈妈每天吃个苹果可以减轻孕期反应。

13. 维C王——猕猴桃

营养价值

猕猴桃含有丰富的碳水化合物、膳食纤维、维生素和微量元素,尤其是维生素C、维生素A和叶酸的含量较高。

猕猴桃含有优良的膳食纤维和丰富的抗氧化物质,能够起到清热降火、润燥通便、增强人体免疫力的作用。

猕猴桃含有抗突变成分谷胱甘肽,有利于抑制癌症基因的突变,对肝癌、肺癌、皮肤癌、前列腺癌等多种癌细胞病变有一定的抑制作用。

猕猴桃富含精氨酸,能有效地改善血液流动,阻止血栓的形成,对降低冠心病、高血压、心肌梗死、动脉硬化等心血管疾病的发病率和治疗阳痿有特别功效。

对疾病、健康的影响

最新的医学研究表明,成人抑郁症有生理学基础,它跟一种大脑神经递质的缺乏有关。猕猴桃中含有的血清促进素,具有稳定情绪的作用。另外,猕猴桃含有大量的天然糖醇类物质肌醇,能有效地调节糖代谢,调节细胞内的激素和神经的传导效应,对防止糖尿病和抑郁症有独特功效。

常吃烧烤食物能使癌症的发病率升高,因为烧烤食物下肚后会在体内进行硝化反应,产生致癌物。猕猴桃中富含的维生素C作为一种抗氧化剂,能够有效抑制这种硝化反应,防止癌症发生。所以,如果你禁不住美食所惑,那么建议你饭后吃上一个猕猴桃。

猕猴桃含有微量脂肪、较高的膳食纤维和维生素C、E、K等,属营养和膳食纤维丰富的低脂肪食品,对便秘、减肥和美容有一定功效。

猕猴桃含有丰富的叶酸,叶酸是构筑健康体魄的必需物质之一,能预防胚胎发育的神经管畸形,能够为孕妇朋友解除后顾之忧。

猕猴桃含有丰富的叶黄素,叶黄素在视网膜上积累,能防止因斑点恶化而导致的永久失明,可为白内障朋友实现"千里眼"之梦助一臂之力。

猕猴桃病虫害少,一般无需使用农药,是极少数没有农药污染的无公害果品之一,这是维护人体健康的最佳保证。

饮食宜忌

猕猴桃性寒凉,脾胃功能较弱的人食用过多,会导致腹痛腹泻,所以脾胃虚寒的人应少食。

由于猕猴桃中维生素 C 含量较高,易与奶制品中的蛋白质凝结成块,不但影响消化吸收,还会使人出现腹胀、腹痛、腹泻。故食用猕猴桃后一定不要马上喝牛奶或吃其他乳制品。

14 优质的植物蛋白——豆腐

营养价值

大豆含有丰富的营养。以下是几种主要动植物蛋白食品蛋白质价(以标准蛋白质价为 100 时)的比较:鸡蛋为 100,牛肉为 83,鱼肉平均为 70,稻米为 67,全麦粉为 53,玉米为 59,大豆粉为 74,这说明大豆的蛋白质价可与鱼肉相媲美,是植物蛋白中的佼佼者。大豆蛋白属全价蛋白,其氨基酸组成比较好,人体所需的必需氨基酸它几乎都有。

大豆中含有 18% 左右的油脂,其绝大部分可以转移到豆腐中去。大豆油脂的亚油酸(人体必需的主要脂肪酸)比例较大,且不含胆固醇,不但有益人体神经、血管、大脑的发育生长,而且还可以预防心血管病、肥胖病等常见病发生。

食用大豆直接制成的食品,人体对其蛋白质的消化吸收率只有 65%。而制成豆腐食用,消化吸收率就可以提高到 92%～95%。

对疾病、健康的影响

大豆所含的豆固醇进入人体后,能较多地吸收肠道胆固醇分解的胆汁酸,从而降低血胆固醇。不仅可以抑制结肠癌,而且有助于预防心血管疾病。

大豆中所含晶状物质,是一种弱雌激素作用的植物雌激素,可调整乳腺对雌激素的反应,使雌激素不易引起乳腺组织发生异常。日本妇女尿中异黄酮浓度为美国、芬兰妇女的 100～1 000 倍,这与日本人多食大豆食品有关,也是造成日本与欧美国家相比乳腺癌发病率较低的一个主要原因。异黄酮也可减少男性发生前列腺癌的危险。此外,大量试验证明,异黄酮还可有效地抑制白血病、结肠癌、肺癌、胃癌等疾病的发生。

大豆中的皂苷,为三萜烯类苷,可清除体内自由基,具有抗氧化和降低过氧化脂质的作用,并可降低血中胆固醇和三酰甘油的含量,这无疑对预防动脉硬化和心脑血管疾病有一定效果。大豆皂苷还有显著的抗癌活性,具有抑制肿瘤细胞生长的作用。它还可抑制血小板减少,具有抗血栓作用。据国外报道,大豆皂苷对艾滋病病毒感染也有一定抑制作用。

豆腐中含有丰富的大豆卵磷脂,有益于神经、血管、大脑的发育生长。

据中医典籍记载:豆腐,味甘性凉,入脾胃大肠经,具有益气和中、生津解毒的功效,可用于赤眼、消渴等症,并解硫磺、烧酒之毒。这些功能都陆续被现代医学、营养学所肯定。

饮食宜忌
胃寒,易腹泻、腹胀者不宜多食。

15."液体黄金"——橄榄油

营养价值
橄榄油当中含有较高的单不饱和脂肪酸(55%～83%),即油酸。除了供给人体所需的大量热能外,还能调整人体血浆中高、低密度脂蛋白胆固醇的浓度比例。其中的亚油酸和亚麻油酸为人体所必需,人体不能自身合成,但食用过量对人体也有害。橄榄油中所含油酸、亚油酸和亚麻油酸的比例正好是人体所需的比例，类似母乳，这也是其他植物油所不具备的。

橄榄油富含丰富的维生素A、D、E、B、K及抗氧化物，且极易被人体消化吸收。

对疾病、健康的影响

促进血液循环：橄榄油能防止动脉硬化以及动脉硬化并发症、高血压、心脏病、心力衰竭、肾衰竭、脑出血。

改善消化系统功能：橄榄油有减少胃酸、阻止发生胃炎及十二指肠溃疡等病的功能；还可刺激胆汁分泌，激化胰酶的活力，使油脂降解，被肠黏膜吸收，以减少胆囊炎和胆结石的发生。

保护皮肤：橄榄油富含与皮肤亲和力极佳的角鲨烯和人体必需脂肪酸，吸收迅速，能有效保持皮肤弹性和润泽。橄榄油中所含丰富的单不饱和脂肪酸和维生素E、K、A、D及酚类抗氧化物质，能消除面部皱纹，防止肌肤衰老，有护肤护发和防治手足皲裂等功效，是可以"吃"的美容护肤品。另外，用橄榄油涂抹皮肤，能抗击紫外线，防止皮肤癌。

提高内分泌系统功能：橄榄油能提高生物体的新陈代谢功能。最新研究结果表明，健康人食用橄榄油后，体内的葡萄糖含量可降低12%。所以，目前橄榄油已成为预防和控制糖尿病的最好食用油。

对骨骼系统的益处：橄榄油中的天然抗氧化剂和Ω-3脂肪酸有助于人体对矿物质（如钙、磷、锌等）的吸收，可以促进骨骼生长。另外，Ω-3脂肪酸有助于保持骨密度，减少因自由基（高活性分子）造成的骨骼疏松。

防辐射作用：橄榄油含有的多酚和脂多糖成分，有防辐射的功能。

制作婴儿食品：橄榄油营养成分中亚麻酸和亚麻油酸（这些成分人体不能合成）的比值和母乳相似，且极易吸收，能促进婴幼儿神经和骨骼的生长发育，是孕妇极佳的营养品和胎儿生长剂，是妇女产后和哺乳期很好的滋补品。

抗衰老：橄榄油含有抗氧化剂，可以消除体内自由基，恢复人体脏腑器官的健康状态，能防止脑衰老，并能延年益寿。

预防心脑血管疾病：橄榄油可以从多方面保护心血管系统。

16. 冬天的小人参——萝卜

萝卜是大家都喜爱的蔬菜，民间有"冬吃萝卜夏吃姜，不劳医生开药方"、"十月萝卜小人参"、"萝卜熟，医生哭"、"萝卜上了街，药铺取招牌"等谚语。现代医学认为，吃萝卜可降低血脂、软化血管、稳定血压，预防冠心病、动脉硬化、胆石症等疾病。

营养价值

萝卜的热量较低，水分含量较高（约94%），膳食纤维、钙、磷、铁、钾、维生素C和叶酸的含量较高。

萝卜中含有丰富的消化酶，该消化酶不耐加热，所以生吃萝卜泥是比较好的食用方法。

对疾病、健康的影响

萝卜含有淀粉酶，这种酶不但可以分解淀粉，还能够预防胃下垂、胃炎、胃溃疡等病症。它还含有分解脂肪的脂肪酶、分解蛋白质的蛋白酶和具有很强解毒作用的氧化酶等。

萝卜中的维生素C能够增强皮肤和细胞间结合的胶原蛋白的生成，可减少皱纹的生成，有美容的作用。

萝卜叶含有β-胡萝卜素、钙、铁等多种营养物质，把它晒干后装入袋子中，可以作为药浴材料，能够温煦身体，对治疗肢冷症、痔疮和各种妇科疾病等有很好的效果。

萝卜所含热量较少，纤维素较多，吃后易产生饱胀感，这些都有助于减肥。

萝卜能诱导人体自身产生干扰素，增加机体免疫力，并能抑制癌细胞的生长，对防癌、抗癌有重要作用。

萝卜中的芥子油和粗纤维可促进胃肠蠕动，有助于体内废物的排出。

吃萝卜可降低血脂、软化血管、稳定血压，预防冠心病、动脉硬化、胆石症等疾病。

● 饮食宜忌

萝卜种类繁多,生吃以汁多辣味少者为好,平时不爱吃凉性食物者以熟食为宜。

萝卜为寒凉蔬菜,阴盛偏寒体质者、脾胃虚寒者等不宜多食。

服用人参、西洋参时不要同时吃萝卜,以免药效相反,起不到补益作用。

单纯性甲状腺肿大患者慎食萝卜,因萝卜进入人体后,会迅速产生一种叫硫酸盐的物质,并很快代谢产生一种对甲状腺有损害的物质——硫氰酸,从而诱发或加重甲状腺肿大。

腹胀、先兆流产、子宫脱垂的病人慎食萝卜,以免加重不适。因食萝卜胀气,萝卜含辛辣的硫化物,在肠道酵解后产生硫化氢和硫醇,抑制二氧化碳的吸收。

17. 最古老且最完美的食品——鸡蛋

● 营养价值

鸡蛋被认为是营养丰富的食品,含有蛋白质、脂肪、卵黄素、卵磷脂、维生素和铁、钙、钾等人体所需要的矿物质。被人们称作"理想的营养库",营养学家称之为"完全蛋白质模式"。

鸡蛋蛋白质部分有很高的消化率和营养品质,即含有维持生命和促进生长发育所需要的全部的必需氨基酸。

● 对疾病和健康的影响

鸡蛋中含丰富的二十二碳六烯酸(DHA)和卵磷脂等,对神经系统和身体发育有很大的作用,能健脑益智,避免老年人智力衰退,并可改善各个年龄组的记忆力。

鸡蛋中含有较多的维生素 B_2,它可以分解和氧化人体内的致癌物质。鸡蛋中的微量元素也都具有防癌作用。

鸡蛋蛋白质对肝脏组织损伤有修复作用。蛋黄中的卵磷脂可促进肝细胞的再生。

冠心病人吃鸡蛋不宜过多，以每日不超过1个为宜。对已有高胆固醇血症者，尤其重度患者，应尽量少吃或不吃，可采取吃蛋白而不吃蛋黄的方式。

饮食宜忌

鸡蛋必须煮熟后食用，不要生吃，打蛋时也须提防沾染到蛋壳上的杂菌。

婴幼儿、老人、病人吃鸡蛋应以煮（带皮的鸡蛋放入锅中煮熟）、蒸（将鸡蛋磕入碗中加适量水打匀后蒸熟）和甩（将鸡蛋在碗中打散慢慢倒入锅煮熟）为好。

毛蛋、臭蛋不能吃。

18. 粗粮中的保健佳品——玉米

营养价值

玉米含有丰富的碳水化合物（淀粉）和脂肪。其脂肪含量比米、麦高。但是，玉米的蛋白质含量较低（8%～11%），质量也较差（其赖氨酸与色氨酸的含量特别低）；而且缺乏矿物质，特别是钙和烟酸。

对疾病和健康的影响

玉米中的膳食纤维含量很高，具有刺激胃肠蠕动、加速粪便排泄的特性，可防治便秘、肠炎、肠癌等。

玉米有长寿、美容作用。玉米胚尖所含的营养物质能增强人体新陈代谢、调整神经系统功能，能起到使皮肤细嫩光滑，抑制、延缓皱纹产生的作用。

玉米有调中开胃及降血脂的功效。玉米须有利尿降压、止血止泻、助消化的作用。

玉米油能降低血清胆固醇，预防高血压和冠心病的发生，中美洲印第安人不易患高血压与他们主要食用玉米有关。

饮食宜忌

吃玉米时应把玉米粒的胚尖全部吃进，因为玉米的许多营养都集中在这里。

玉米蛋白质中缺乏色氨酸，单一食用玉米易发生癞皮病，所以宜与豆类食品搭配食用。

玉米熟吃更佳，烹调尽管使玉米损失了部分维生素 C，但提高了抗氧化剂的活性。

玉米发霉后能产生致癌物，发霉玉米绝对不能食用。

19."第二面包"——土豆

营养价值

土豆是一种以淀粉为主要成分含有丰富维生素 C 和钙、钾的优良食品。

土豆所含营养成分中维生素 C 的含量丰富且耐加热。

土豆蛋白质含有大量谷类所缺少的赖氨酸，因此，土豆与谷类混合进食可提高蛋白质利用率。

对疾病和健康的影响

用土豆很容易产生饱腹感，所以土豆十分耐饿，而且土豆没有异常的味道，所以它常被作为主食加以利用。

土豆淀粉在体内被缓慢吸收，不会导致血糖过高。

土豆所含的粗纤维可促进胃肠蠕动，具有一定的通便作用。

土豆中的钾含量很高，能够使体内多余的钠排除，有降低血压的作用。

中医认为，土豆性平味甘，具有和胃调中、益气健脾、强身益肾、消炎、活血消肿等功效，有辅助治疗消化不良、习惯性便秘、神疲乏力、慢性胃炎等症。

饮食宜忌

切勿削皮削得太狠，除非污物已侵入皮内，因块茎的外皮较内皮更富含营养素，应该用一把刷菜的刷子把外皮充分清洗干净。

用于油炸薯条、薯片的油脂不宜加热到烟点，否则会分解产生苦味和有害物质而被土豆吸收，因此，必须注意勿吃用暗黑色油或发烟油炸的土豆和其他食物。

土豆切开后容易氧化变黑,对身体不会造成危害,因此食用时不必担心。

人们经常把切好的土豆丝、土豆片放入水中,去掉过多的淀粉以便烹调,但注意不要泡得太久而致使营养流失。

20. 保健多面手——洋葱

营养价值

洋葱的营养成分中,最多的是碳水化合物。洋葱中含有葡萄糖、蔗糖、果糖等糖类物质。

可以产生甜味的蒜氨酸是洋葱产生特殊味道的前驱物质,当切开洋葱以后,和空气一接触,在蒜酶的作用下转化为蒜氨酸,从而形成特殊味道。但是一经加热后,具有催泪作用的蒜氨酸,又变成了硫醇,可以产生甜味。

洋葱含有臭气成分的蒜素,其可以杀菌,也可以和维生素 B_1 相结合形成蒜硫胺素,促进维生素 B_1 的吸收。

最近的研究结果显示:蒜硫胺素具有抑制血小板的凝集,降低血液黏稠的作用。希望它可以预防因血流不畅而导致的脑梗死、心肌梗死这类疾病的发生。

洋葱的外皮中含有增强毛细血管作用的维生素 P 等物质,所以具有防止高血压、动脉硬化发生的作用。

洋葱是蔬菜中唯一含前列腺素 A 的,前列腺素 A 能扩张血管、降低血液黏度,因而会产生降血压、增加冠脉血流,预防血栓形成的作用。

绿洋葱叶状顶部的营养成分要比绿洋葱及成熟洋葱高。叶状顶部是——钾的较好来源、维生素 A 的极好来源、维生素 C 的好来源。

对疾病和健康的影响

洋葱中因含有前列腺素 A、维生素 P 和蒜硫胺素成分,所以经常食用洋葱对高血压、高血脂和心脑血管病人都有保健作用。

洋葱中含有植物杀菌素,如大蒜素,因而有很强的杀菌能力,嚼生洋葱可以预防感冒。

洋葱中所含的微量元素硒是一种很强的抗氧化剂,能清除体内的自由基,增强细胞的活力和代谢能力,具有防癌抗衰老的作用。

饮食宜忌

对患有皮肤瘙痒性疾病和眼部疾病者应少食生洋葱,因洋葱中挥发的刺激性气味会加重患者不适。

不可过量食用,推荐量每餐 50 克左右,因其易产生挥发性气体,过量食用会产生胀气和排气过多,给人造成不快。

6 类"伤心损脑"的食品

1. 油炸食品

危害:由于油脂的固有香味,油炸类食品常使人于不知不觉中"上瘾"。炸油饼、炸油条、炸糕等,是很多人早餐的必备食物;炸鸡、炸薯条等,更是很多孩子的"最爱"。正因为如此,人们更应该明确这类食品的危害:首先,油炸食品含有较高的能量,一两油炸馒头的能量超过一两蒸馒头的一倍,经常进食油炸食物往往造成体内能量的"正平衡",从而导致肥胖和与肥胖相关的一系列疾病(如高脂血症、冠心病、糖尿病、脂肪肝等);其次,油炸食品含有较高的氧化物质,是导致高脂血症和冠心病的最危险食品;还有,在食品油炸过程中,会产生大量的致癌物质。已经有研究表明,常吃油炸食物的人群,某些癌症,如肺癌、肠癌等的发病率远远高于不吃或极少进食油炸食物的人群。

对策:每周进食油炸食物不要超过 2 次,晚餐时不要进食油炸食物,以防在活动较少的晚上能量蓄积过多。不要购买、食用街边的食品摊销售的油炸类食物。不要用同一锅油反复炸煎食物。在进食油炸食物后,可多吃青菜水果,以求营养素平衡。

2. 罐头类食品

危害:罐头类食品的最大缺陷是营养素含量重度缺失。不论是水果类罐头,还是肉类罐头,其中的营养素都遭到大量的破坏,特别是各类维生素几乎被破坏殆尽。还有不容忽视的一点:罐头制品中的蛋白质常常因各种情况出现变性,使其消化吸收率大为降低,营养价值大幅度"缩水"。此外,很多水果类罐头处于保质和口感的需要,含有较高的糖分,并以液体为载体被摄入人体,使糖分的吸收率因此成倍地增高。可在进食后短时间内导致血糖大幅攀升,胰腺负荷大为加重;加之能量较高,有导致肥胖之嫌。上述问题均可最终危害心血管健康。

对策:一些人常常采用罐头类食物作佐餐食物或配餐食物。应该说,这样少量进食对健康没有明显的影响。但是,有些人偏偏喜欢罐头食品的甜味,常于不知不觉中超量进食,还以为多吃"水果"有益健康,这点值得注意。

3. 加工的肉类食品(火腿肠等)

危害:可以说,除腌制食物外,加工的肉类是含亚硝酸盐最多的一类食物,故与腌制食物一样,均存在导致癌症的潜在风险。此外,由于添加防腐剂、增色剂和保色剂等,造成人体肝脏负担加重。还有,火腿等制品大多为高钠食品,大量进食可导致盐分摄入过高,造成血压波动及肾功能损害。

对策:加工的肉类食品对人们,特别是少年儿童,有着巨大的诱惑,已经成为很多家庭餐桌上最为常见的食物。但是,鉴于其危害,将其作为主菜大量进食显然是不合适的,将火腿等和方便面等快餐食品一同进食则害上加害。我们不妨将火腿类制品作为配餐食品,如清蒸活鱼时配上几片火腿肉,在色、香、味、形上都显品味,于健康又无大碍,值得一试。

4. 肥肉和动物内脏类食物

危害：虽然含有一定量的优质蛋白质、维生素和矿物质，但肥肉和动物内脏类食物含有大量的饱和脂肪和胆固醇，已经被确定为导致心脏病的最重要的两类膳食因素。现已明确，长期大量进食动物内脏类食物可肯定性地、大幅度地增高患心血管疾病和恶性肿瘤（如结肠癌、乳腺癌）的发生风险。

对策：尽量食用瘦肉，减少或禁用肥肉和动物内脏，应成为合理饮食的"金科玉律"。然而，对于需要补充铁质的贫血患者，每周进食1～2次（每次2～3两）猪肝是允许的。

5. 奶油制品

危害：能量密度很高，但营养素含量并不丰富，主要为脂肪和糖。常吃奶油类制品可导致体重增加，甚至出现血糖和血脂升高，导致心脑血管疾病发病风险增加。饭前食用奶油蛋糕等，还会食欲降低。高脂肪和高糖成分常常影响胃肠排空，甚至导致胃食管反流。很多人在空腹进食奶油制品后出现反酸、胃灼热等症状。

对策：奶油制品很容易使儿童"成瘾"，这一点值得家长们注意。对蛋糕等奶油类制品，应将其限定于"生日餐桌"，并注意不要在早上、餐前和晚上睡觉前食用，一次量不要超过中等大小的2块，进食后及时漱口刷牙。

6. 方便面

危害：方便面属于典型的"高盐、高脂、低维生素、低矿物质"的食物。一方面，因盐分含量高增加了肾负荷，升高血压；另一方面，含有一定量的人造脂肪（反式脂肪酸），对心血管有相当大的负面影响。加之含有防腐剂和香精，可能对肝脏等都有潜在的不利影响。

对策：方便面应该成为"权宜"食物，在旅途中、在加班后偶尔替代正餐，即满足能量需要，又不会影响健康。

各类食物的营养价值

 谷类

在我们的膳食里,谷类被称作"主食",一日三餐都离不开它。

常见的谷类有大米、小米、小麦、高粱、荞麦等。谷类对人们的最大贡献就是为我们提供身体所需要的能量。每当我们吃进50克米或者面所制作的米饭、馒头、面条或粥类,就可以从中获得约730千焦耳(175千卡)的能量。谷类在人类进化的过程中提供了充足的能量,保证人类大脑的进化,说其"功高盖世"并不为过。

目前我国居民膳食中60%~80%的能量是由谷类提供的。以肉类和油脂为主要能量来源的西方膳食正面临冠心病、高脂血症高发生率的严峻挑战。英美科学家均看好东方膳食的益处,建议其国民增加谷类食物的摄入。但是,谷类中蛋白质的营养价值较低,并且缺乏赖氨酸,因此在进食谷类时应搭配着鸡蛋、瘦肉、牛奶、豆制品等食品,发挥互补效应,提高谷类蛋白质的营养价值。

谷类还提供相当数量的B族维生素和矿物质。由于谷类中的B族维生素以及矿物质均存在于外胚和糊粉层中,因此谷类加工越精,营养成分就损失越大,膳食纤维和铬、维生素等的损失就越大。为了保留谷类中原有的营养成分,谷类的加工精度应适当。在做饭前淘米时应尽量减少搓洗,更不要把米浸泡很长时间后再淘洗,以减少营养成分的损失。

 豆类

我国的豆类按其营养成分含量的不同,可分为两类,即大豆类和大豆以外的其他干豆类。前者有黄豆、青豆和黑豆,在所有的豆类食物中其营养价值最高,含蛋白质量多质高,所含的脂肪比普通豆类高十几倍,所含矿物质和维生素也较多。后者有赤豆、绿豆、白扁豆、芸豆、豇豆、豌豆、蚕豆等,其含脂肪量很少,只占1%,蛋白质含量为20%～25%,碳水化合物的含量相当高,为55%～60%。它们能够补充普通谷类缺乏的赖氨酸。

大豆中的脂肪含量可达到18%,但富含不饱和脂肪酸,易于消化吸收,并有降低血清胆固醇的作用。豆油中还含有丰富的磷脂,对生长发育和神经活动都有重要作用,其中含有的大豆卵磷脂可促进肝中脂肪代谢,防止脂肪肝的形成。它所含有的植物胆固醇不被人体吸收,且能够抑制动物胆固醇的吸收。大豆还富含无机盐中的钙、磷、钾、铜、铁、锌及B族维生素和维生素E等。

需要注意的是,在吃大豆时应注意去掉其中的极少量不利于健康的物质。例如,将豆浆或黄豆充分加热煮沸后食用可破坏其容易引起腹泻、腹胀的皂角素;将黄豆用水浸泡后再煮食破坏其胰蛋白酶抑制素等。此外,由于黄豆硬而厚的细胞壁外壳,使黄豆不易被消化酶分解,如果制成豆腐、豆脑、豆浆和其他豆制品就会使豆类的消化率大为提高。

肉类

人们常说的肉类指猪肉、牛肉、羊肉、兔肉和鸡肉以及动物内脏等,这些肉类的蛋白质含量在16%～26%之间。肉类所含必需氨基酸比较均衡,容易为人体消化吸收利用,所以被认为是优质蛋白质。肉类也是人体所需要的铁、铜、锌、钼、磷、钾、镁、钠等的良好来源。此外,肉类之所以受到广大人民群众喜爱,成为餐桌上不可缺少的美食,是因为肉类中的含氮浸出物有刺激胃液分泌的作用,当炖汤后用油烹调时,这些物质可产生特殊的"鲜味",能够增强人们的食欲。动物内脏也属肉类,其中肝脏的营养价值特别高,能够提供丰富的铁、维生素A、烟酸和维生素B_2。在饮食中定期添加一定量的肝脏,对健康有利。

在肉类的选择时,各种动物的肉也各有特色。在猪、牛、羊肉中猪肉的脂肪含量最多,即使是纯瘦猪肉,脂肪量也在20%～30%,而且多为饱和脂肪酸。牛肉的脂肪含量相对较低,蛋白质和铁、铜的含量则较高。鸡肉也是一种含蛋白质高而脂肪低的肉类,其脂肪含量仅为 2.5%,且鸡肉的结缔组织柔软,脂肪分布均匀,易于消化吸收,炖出的鸡汤,味鲜质高。值得一提的是兔肉,它含有蛋白质高而脂肪极低,脂肪含量低于 0.4%,适用于原本肥胖或过重的患者食用。

水产品

提起水产品,人们就会想到味道鲜美的鱼、虾、贝、蟹等。几年前在大街小巷中广为传播的鱼油(含 DHA、EPA),使水产品的知名度大为提高。人们大都相信常吃鱼能够增进健康,尤其是健脑补脑增强智慧的说法。从营养学的角度来说,水产品尤其是鱼的肉质细嫩,容易咀嚼、消化和吸收,消化率为 87%~98%,非常适合于老人、儿童和消化功能减退的病人食用。鱼肉中富含优质蛋白质,其必需氨基酸含量及比例与人体相似。脂肪含量不高,多数只含有 1%~3% 的脂肪,而且含有的不饱和脂肪酸多,比动物肉类更容易消化吸收,并且能够降低血脂水平。鱼肉的维生素除了含少量的 B 族维生素以外,鱼油中还含有脂溶性维生素 A 和 D,尤其是鱼肝油中含量更丰,为其他肉类所不及。据说南北极地区虽然缺少阳光,但居民很少患佝偻病和骨质软化病,就是因为他们吃鱼多,从鱼中获得了充足的维生素 D。与畜肉相比,鱼类所含的矿物质种类和数量均较为丰富。人们可以从鱼类食物中获取钙、磷、铜、锌等其他矿物质,而且鱼肉中的钙是同蛋白质结合在一起的,更利于被人体消化吸收。

蛋类

蛋类在我国是一种深受欢迎和重视的食品,其营养丰富,蛋白质含量高,而且鸡蛋的蛋白质是所有食物中生物价值最高的。全蛋的蛋白质消化率达到了 98%,所以蛋类是天然食品中优质蛋白质的最良好来源。按我国传统习惯,鸡蛋更是儿童、老人的理想食品。

蛋类含有人体需要的 8 种必需氨基酸,并且生物利用率很高。

鸡蛋还含有维生素A和B族维生素等,能够发挥重要的生理作用。蛋类中钙的含量虽少,但磷的含量较多,对生长中的儿童非常重要。蛋中铁的含量比较丰富,但其吸收利用不如瘦肉和肝脏。鸡蛋中含有约12%的脂肪,几乎全部集中在蛋黄里,容易消化吸收,而且含有必需脂肪酸和丰富的磷脂、卵磷脂及胆固醇,这些都是人体生长发育和代谢所不可缺少的。

鸡蛋的营养成分全面而均衡,人体需要的营养素它几乎全有,实在是一种经济实惠、营养价值高的好食品。然而,当人们了解到动脉粥样硬化和冠心病患者的血中胆固醇有所增高,就对胆固醇产生了畏惧心理,害怕蛋黄中的胆固醇对身体有害,干脆连鸡蛋也不吃,白白放弃了一种优良的食物。其实,这种顾虑是不必要的,正常情况下胆固醇对人体有益无害,因此每天吃1个鸡蛋,或每周3～4次并不为多。

鸡蛋的各种烹调方法,不论是煮蛋、蒸蛋还是冲蛋花及煎、炒鸡蛋都不会对其营养量有太大影响。需要注意的只是煎蛋时,用油量不要太多,油温不要太热就可以了。

奶类

奶类除了不含有膳食纤维外,几乎含有人体所需要的各种营养素,并且易于消化吸收,是适合所有人群的营养食品。乳类蛋白质的生物价值仅次于蛋类,也是一种优质蛋白,其中赖氨酸和蛋氨酸含量较高,能补充谷类蛋白质氨基酸结构的不足,提高其营养价值。乳类中还含有丰富的无机盐,特别是钙、磷,每升牛奶可提供1 200毫克的钙质,同时其钙的吸收利用率很高,因此成为补充钙质、促进生长、防治骨质疏松症的法宝。日本在第二次世界大战后根据营养调查发现国民营养不良的发生率很高,就提出每天每个孩子增加1袋奶的建议,十几年后,发现其营养状况明显改善,在体能、身高等方面有很大提高,可以说简单的1袋奶强壮了整个民族。常见的奶制品有炼乳、奶粉和酸奶、奶酪等,从营养角度看其营养价值都大致相同。酸奶是牛奶加入乳酸杆菌后发酵制成的,营养丰富,更适合胃酸缺乏及消化不良的人食用。

许多患者已经知道牛奶的好处,每天都添加奶制品,但是往往只是早餐空腹喝牛奶,或者一次喝500毫升以上的牛奶,这样做是错误的。因为空腹单纯饮用牛奶,会使奶中优质的蛋白质被当作碳水化合物,变成能量消耗,很不经济。一次摄入过多容易产生腹胀、腹泻等不适症状,也不利于消化吸收。正确的食用方法是,在喝牛奶前吃一些馒头、饼干或稀饭之类的食物,这样就可以充分发挥奶的优良作用了。

蔬菜水果

蔬菜水果是人们生活中重要的营养食品之一,它们具有鲜艳的色泽、可口的味道、还有丰富的营养成分,对人体健康起着特殊的作用。很多患者非常喜爱这两类食物,在其餐桌上占有很大比重。

营养学上果蔬藏有三宝——维生素、无机盐和膳食纤维。

首先,新鲜的水果蔬菜中都含有丰富的维生素,是膳食中胡萝卜素、维生素C和B族维生素的重要来源。各种绿叶蔬菜和深黄色蔬菜如胡萝卜、黄色倭瓜、黄花菜等都含有丰富的B族维生素,但是白色蔬菜如菜花、白萝卜含胡萝卜素则很低。所有的新鲜果蔬如青柿椒、菜花、苦瓜以及各种水果如酸枣、猕猴桃、山楂、柑橘等均含有丰富的维生素C。

蔬菜水果也是人体无机盐的重要来源,特别是钙、磷、钾、镁、铁、铜、碘等,参与人体重要的生理功能。绿叶蔬菜比瓜类蔬菜含有更多的矿物质。油菜、小白菜、芹菜、雪里蕻等也是钙的良好来源。它们在体内最终的代谢产物呈碱性,能够协助保持酸碱平衡以维持体液的稳态。

蔬菜水果中还含有各种各样的膳食纤维,在体内促进粪便排出,减少胆固醇的吸收,维护身体健康并预防动脉粥样硬化。此外,在我国水果蔬菜还能发挥食疗的作用。

抗癌植物一览表

表4列明了预防某些癌症最为有效的水果和蔬菜。

表4 预防某些癌症最为有效的水果和蔬菜

癌症种类	水果或蔬菜种类
食管癌	常见水果和蔬菜、绿茶、芦笋、蘑菇
前列腺癌	番茄酱、豆制品、常见水果
乳癌	芦笋、蘑菇、亚麻籽、豆制品、绿茶、番茄酱
肺癌	黄色水果/蔬菜、十字花科蔬菜（如花椰菜、椰菜等）、绿茶
喉癌	常见水果和蔬菜
胃癌	豆类、绿茶、黄色蔬菜
胰腺癌	豆类、常见水果
结肠癌	苹果、孜然芹、姜黄、大蒜、番茄酱、豆类
膀胱癌	绿茶、红茶、柑橘类的水果、孜然芹、水果、大蒜
子宫颈癌	番茄酱
肝癌	绿茶、红茶、芦笋、水果、大蒜
皮肤癌	绿茶

酒

在节假日、喜庆和交际场合人们往往饮酒,有些人则天天饮酒。有人说,喝酒可以少吃饭,有利减肥;还有人期望通过酒来舒筋活血,甚至治疗一些疾病。这些看法虽有一定道理但都不全面。总的来看,酒精对人体的影响是弊多利少。高度酒含能量高,不含其他营养素。无节制地饮酒,会使食欲下降,食物摄入减少,以致发生各种营养素缺乏,严重时还会造成酒精性肝硬化。过量饮酒会增加患高血压、中风等危险。饮酒过多可导致事故及暴力增加,对个人健康和社会安定都是有害的。应严禁酗酒,如一定要饮,建议将你杯中之物改成低度红葡萄酒。特别应指出的是,青少年不应饮酒。

盐

- 食盐中的核心成分是钠离子。钠离子具有维持机体的酸碱平衡,稳定组织间液的渗透压,维持正常的肌肉神经的兴奋状态等独特的生理功能,是维护机体正常代谢活动、保护人体健康的重要物质。

- 钠广泛存在于各类天然食物中,一般人很难缺乏。只有当运动或劳动量过大、流汗多时,才可能导致缺钠。这时适当服用生理盐水是必需的。

- 人们面临的主要问题是钠的过多。过多的钠离子会对人体产生负面影响,甚至危害健康,如导致血压升高、引发骨质疏松等。

- 我国人均每日食盐量为12~14克,达到WHO推荐值的200%~230%。我国北方一些地区居民人均每日吃盐量竟高达18~20克,并且还有进一步增高的趋势。这将大大增高高血压发病的风险。

小贴士:世界卫生组织(WHO)对钠盐的推荐标准

健康人每日吃盐量不宜超过6克
糖尿病非高血压患者每日不超过5克
高血压患者每日不超过3克
糖尿病高血压患者每日不超过2克

小调味品里的大学问

调味品能够赋予食物特殊的风味,促进人们的食欲,帮助身体消化吸收。此外,一些调味品本身就具有较好的营养保健作用。

- 醋:有米醋和苦醋之分,作为调味品,可解除食物的腥味,使其更加鲜美可口,并能促进胃酸分泌,增进食欲,还有一定的杀菌作用。用于烹调排骨、小鱼,可使骨酥肉烂,有助于骨中的钙、磷溶解,增加其吸收利用。但是不宜过量,否则可能会伤胃、损齿。
- 酱油:其鲜甜味来源于其中含有的氨基酸,其中包含了人体必需的 8 种必需氨基酸,具有较好的营养。但是,应注意酱油中同时含有较多的钠盐,过多则容易导致高血压。
- 味精:有效成分是谷氨酸钠盐,谷氨酰胺本身是一种营养性氨基酸,对大脑代谢有帮助,但是味精中同时含有较高的钠量,并且加热时间太长,温度过高,容易使味精变质,因此对高血压患者应减少进食。
- 酱:以大豆或麦面、米等为主要原料经发酵、加盐和水制成的糊状物。具有独特的色、香、味。
- 花椒:有去腥、除异味、增香味的作用。与盐炒熟就可制成椒盐,用油炸可制成花椒油。
- 葱、姜、蒜:有独特的辛辣味,如姜丝焗肉蟹。
- 蚝油:为牡蛎汁制成,味道鲜嫩,用于咸鲜味的菜肴。

十大"黄金法则"让你从容走出"第三态"

"第三态"离你多远?

有人将健康比作"第一态",将疾病比作"第二态"。近年来,人们发现介于两者之间的是一种"无疾病又无活力"的"第三态"——亚健康。

直到今天,专家们仍不能为"亚健康"作出精确的界定;然而,这种"第三态"已经悄然而至,又蔓延开来。有人说,在现代社会,"亚健康"像流感一样普遍,绝大多数人都不同程度地处于这种状态——亚健康离你多远?!对此,我们无从回答。但这种似远又近,触而不及的"模糊"状态,可能本身就是"亚健康"的本性之一吧。

然而,有一点可以肯定的是,"第三态"为人们带来健康隐患的同时,也为医学和营养学提出了新的概念——如何有效地从亚健康的阴影中从容走出?

幸运的是,科学的生活方式和合理的饮食原则为我们提供有效的手段。虽然,真正做到"科学"和"合理"是一件极为困难的事,但我们别无选择。

1. 戒烟

吸烟,绝对要禁止。吸上瘾的人说,不吸烟就没有了生活情趣。但是,谁都心知肚明吸烟的危害远远超过所谓的"情趣"。众多严谨的医学研究已证实,吸烟可导致肺癌、心脑血管疾病、肺气肿等多种疾病,是危害人类生命的第一杀手。

最无辜的,还是吸烟者周围的亲人和朋友们——被动吸烟的损害可能比吸烟本身还大。

我们对吸烟者进一言:您,还有什么理由留恋手中那3寸白物?

2. 节酒

尽量不饮用任何含酒精的饮品。如坚持饮酒,应饮用酿制的红葡萄酒,且每日以不超过100毫升为宜。

3. 全面查体,并咨询一次营养门诊

一年一次的全面查体对每个人来说都很重要,它可以早期发现疾病,为治疗赢得宝贵的时间;或发现引发疾病的危险因素,使我们能防患于未然,降低很多种疾病的发生率。因此说,它是我们主动防止疾病,保持健康身体的最有效方法。可惜这种行为还未成为共识,或者,大家都知道但少有实施。

查体记录是每个人都要悉心保存的重要数据。

对于长期没有查体,或既往查体有异常,或查体记录没有好好保存的你,不妨抽个时间去正规医疗机构作一次较为全面的查体,记录以下的查体数据并妥善保存:血压、血脂、血糖、血液黏稠度、

肝功能、肾功能。

在很多人心目中,"去医院"就意味着找大夫看病,没有病的人是不愿意轻易粘医院的边儿。但实际上,医院的营养科应该是没病的你也应认真去一次的地方。现在国内很多大医院中都开设有营养咨询门诊,为人们提供营养查体和咨询服务。花一点时间为自己开一剂"营养处方"吧!

4. 称称你有多重

体重是生命指征,其重要性与呼吸、心跳、血压和脉搏一样重要。体重是历史上沿用已久并且目前仍是最主要的营养评定指标,可从总体上反映人体的营养和健康状况,是营养评定中最简单、直接而又可靠的指标。

标准体重(千克)=身高(厘米)-105

体质指数=体重(千克)÷身高^2(米^2)

记得每次称重保持时间、衣着、姿势等方面的一致。体重计的最小单位不应大于 0.5 千克。

5. 制定饮食计划

每个月月首应称称体重,回顾一下自己上月的饮食有无不妥之处,再根据季节的食物供应制定你下月的食物种类、搭配的大体状况。写下和不写是不同的,即便你不去常翻你的记录,它仍会在你心里形成一种暗示,让你自觉不自觉地依单行事。

对于体重指标有异常的你来说,一本食物日记对你更有必要。建议你写下你喜爱食物的清单,放弃那些你喜欢但不适宜的,加进你或缺的。如果你又穿不下去年的裤子了,那就在食物日记里稍许减少你吃或喝的任何食物佽个的量,坚持 1 周。由此慢慢调整至你自己的目标。

另外,你还应会一些基本的食物能量互换:

500 克西瓜=25 克主食

25 克燕麦片=200 克橘子

10 克油=50 克瘦肉=20 粒花生

25 克瘦肉=50 克鸡蛋

50 克生米＝130 克米饭

50 克生面＝75 克馒头

50 克生肉＝35 克熟瘦肉

……

6. 每天6～8杯水

水是生命之源,多数营养物质需要溶解在水中才能被吸收利用。多饮水有防治心、脑血管疾病的发生、通利大便、美容的妙用。水喝少了可能造成血液浓缩,使含氮废物无法排出,长此以往对身体不利。

切记养成"定时喝水"的好习惯,平均分配你这 6～8 杯水(1 500 毫升～2 000 毫升)的喝水时间,不要等到渴了再喝。

7. 每天1～2个水果

水果有"三宝":维生素、无机盐和膳食纤维,对维持人体健康起着特殊的作用。每日进食 1～2 个水果是健康必需。

吃水果的"时间":水果一般作为加餐食用,也就是在两次正餐中间(如上午 10 点或下午 3 点)或睡前一小时吃,这可避免一次性摄入过多的碳水化合物而使胰腺负担过重。不提倡在餐前或餐后立即吃水果。

吃水果的"种类":一种水果的碳水化合物含量为 6%～20%。可根据自身的实践经验作出选择。一般而言,西瓜、苹果、梨、橘子、猕猴桃等含糖量较低;而香蕉、红枣、荔枝、红果、菠萝、甜桔、葡萄等含糖量较高。

8. 每天1杯奶

营养学界一直呼吁"为全民健康加杯奶"。奶类除含丰富的优质蛋白质和维生素外,含钙量较高,且利用率也很高,是天然钙质的极好来源。我国居民膳食提供的钙普遍偏低,平均只达到推荐供给量(800 毫克)的一半左右。我国婴幼儿佝偻病的患儿也较多,这和膳食钙不足可能有一定的联系。大量的研究工作表明,给儿童、青少年补钙可以提高其骨密度,从而延缓其发生骨质疏松的年龄;给老年人补钙也可能减缓其骨质丢失的速度;而成年人从 30 岁开始也应注意从饮食中补充钙质。

9. 试试橄榄油

橄榄油中单不饱和脂肪酸的含量高达 80%，还含有对心血管健康有益的角鲨烯、谷固醇和维生素 A 原和维生素 E 等成分。这使得橄榄油有很强的抗氧化、预防心血管疾病的能力。在大量进食橄榄油的一些地中海国家，心血管疾病的发病率远远低于欧洲其他国家。此外，最新的研究表明，常食用橄榄油还可预防钙质流失、预防胆结石、高血压、减少癌症发病率以及降低胃酸、降低血糖等。因此，橄榄油被誉为"绿色保健食用油"也是实至名归。

10. 开始运动

生命在于运动，这绝不是一句空话。早一日开始运动，早一日拥有健康。

"好静不好动"的朋友们，现在正是运动的大好时机。赶快开始吧。

运动的时间并无固定——或清晨、或黄昏，只要你方便。

运动的形式并无强求——或跑步、或打球，只要你喜欢。

表 5 列举了常见运动每千克体重每小时消耗的能量。

表5　每千克体重每小时消耗的能量表（单位：千卡）

项目	能量消耗	项目	能量消耗
拳击	11.9	篮球	7.8
保龄球	3.1	羽毛球	6.9
山地自行车	8.3	骑马	4.0
射击	5.0	自行车	7.8
举重	5.9	滑板	5.0
跳绳	10.0	跳水	3.1
击剑	5.9	摔跤	5.9
柔道/跆拳道	10.0	曲棍球	7.8
手球	11.9	潜水	6.9
棒球	2.5	滑水	5.9

续 表

项目	能量消耗	项目	能量消耗
壁球	11.9	网球	6.9
高尔夫球	4.5	轮式溜冰	6.9
自行车竞赛	11.9	滑冰	6.9
跳伞	2.4	交际舞	6.9
高空跳伞特技	3.6	排球	3.1
攀岩	10.9	散步	2.1
划船钓鱼	2.4	跳台滑雪	6.9
独木舟	5.0	钓鱼	5.0
步行	4.2	水球	3.1
游泳	10.0	自由泳	10.9
滑雪	6.9	足球	10.0
场地滑雪	7.8	跑步	9.2
橄榄球	10.0	台球	2.4
乒乓球	4.0	仰泳	7.8

注：每小时消耗的总能量＝每千克体重每小时消耗的能量×体重（千克）。

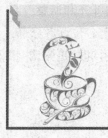

从"吃饱"到"吃好"

《中国居民膳食指南》：平衡膳食宝典

2008年1月15日，卫生部在专题新闻发布会上公布了《中国居民膳食指南（2007）》。这个基于最新的研究证据公布的新版《指南》，针对我国城乡居民现阶段的膳食状况和常见问题，提出了实践平衡膳食获取合理营养的行动方案，对广大居民具有普遍指导意义。

中国居民膳食指南（2007年版）：
1. 食物多样，谷类为主，粗细搭配。
2. 多吃蔬菜水果和薯类。
3. 每天吃奶类、大豆或其制品。
4. 常吃适量的鱼、禽、蛋和瘦肉。
5. 减少烹调油用量，吃清淡少盐膳食。
6. 食不过量，天天运动，保持健康体重。
7. 三餐分配要合理，零食要适当。
8. 每天足量饮水，合理选择饮料。
9. 如饮酒应限量。
10. 吃新鲜卫生的食物。

细读新版《指南》不难发现，其中针对一般人群的10条主体内容,较1997年版"指南"的8条内容有了很重要的补充和调整。在此,我们不妨进行一个解读,选择其中的五大变化与各位读者分享:

- 新变化之一:在强调食物多样、谷类为主的同时,更强调"粗细搭配"。
- 新变化之二:强调"每日"饮用牛奶。
- 新变化之三:特别强调"减少烹调油用量"。
- 新变化之四:每天足量饮水。
- 新变化之五:强调"天天运动,保持健康体重",每日快走6 000步。

"平衡膳食宝塔"

营养学中最常用"平衡膳食宝塔"来表明平衡膳食。宝塔由5层组成(图1):

第1层——谷类食物,如米饭、馒头、薯类等,这是塔底,表明应是每天吃得最多的食物。

第2层——蔬菜和水果,每天也要多吃,在膳食中应仅次于主食。

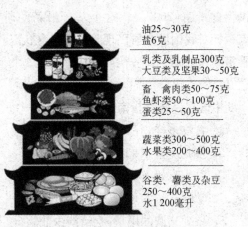

图1 中国居民平衡膳食宝塔

第3层——由肉、蛋、家禽、鱼和豆腐构成,每天应吃得适量,但比蔬菜、水果要少。

第4层——主要为奶类制品。我国居民平均的奶类食品摄入量较少,直接导致钙的摄入量偏低。我国营养学界和医学界提出

"为民族强盛加杯奶"的全民行动的倡议,旨在提高全民族奶类制品的摄入量,进而提高全民的健康水平。

第5层——纯能量食物,这是塔尖,每天吃的量应该最少。

 不吃早餐的"七宗罪"

- 不吃早餐的人倾向于在剩余的时间里吃得更多,而且喜欢吃高热量的食物。这些人因此更容易感觉疲劳、精神不集中、易怒、体重增加……
- 注意力不集中,工作效率降低:从入睡到起床,是一天中禁食最长的一段时间,如无早餐供应给血糖,脑部血糖很低,这时可感到疲劳,反应迟钝,注意力不集中,精神萎靡。
- 易患消化道疾病:早餐不吃,中晚餐猛吃,饥一顿饱一顿,打乱了消化系统的生理活动规律而诱发肠炎等肠胃疾病。
- 会使胆固醇增高:不吃早餐者血液中的胆固醇含量比每日吃早餐者高33%,而胆固醇高的人,血管中有脂肪纹,它是动脉粥样硬化的早期迹象。
- 易患胆结石:人在空腹时,体内胆汁中胆固醇的浓度特别高,在正常吃早餐的情况下,胆囊收缩,胆固醇随着胆汁排出;如果不吃早餐,胆囊不收缩,长期下去就容易患胆结石。
- 可导致肥胖:人在空腹时身体内贮存能量的保护机能增强,因而吃进的食物容易被吸收,即使所吸收的是糖,也容易变成皮下脂肪,造成皮下脂肪积聚,使身体肥胖。
- 皮肤干燥、起皱和贫血:不吃早餐,人体只能动用体内储存的糖原和蛋白质,久而久之会导致皮肤干燥、起皱和贫血,加速衰老。
- 易患感冒、心血管疾病:营养不良导致机体抵抗力下降,易患感冒、心血管疾病等各种不同疾病。

早餐的最佳时间是7～8点。人在睡眠时,绝大部分器官都得到了充分休息,而消化器官却仍在消化吸收晚餐存留在胃肠道中的食物,到早晨才渐渐进入休息状态。一旦吃早餐太早,势必会干扰胃肠的休息,使消化系统长期处于疲劳应战的状态,扰乱肠胃的蠕动节奏。所以,能在7点左右起床后20～30分钟再吃早餐最合适,因为这时人的食欲最旺盛。另外,早餐与中餐以间隔4～5小时为好,也就是说,早餐7～8点之间为好。

早餐有两宜两不宜。首先,宜软不宜硬。早晨,人体的脾脏困顿呆滞,常使人胃口不开、食欲不佳,老年人更是如此。故早餐不宜进食油腻、煎炸、干硬以及刺激性大的食物,否则易导致消化不良。早餐宜吃容易消化的温热、柔软的食物,如牛奶、豆浆、面条、馄饨等,最好能吃点粥。如能在粥中加些莲子、红枣、山药、桂圆、薏米等保健食品,则效果更佳。还有,宜少不宜多:饮食过量会超过胃肠的消化能力,食物便不能被消化吸收,久而久之,会使消化功能下降,胃肠功能发生障碍而引起胃肠疾病。另外,大量的食物残渣贮存在大肠中,被大肠中的细菌分解,其中蛋白质的分解物——苯酚等会经肠壁进入人体血液中,对人体十分有害,并容易患血管疾病。因此,早餐不可不吃,但也不可吃得过饱。

早餐宜选择的食物:
- 富含优质蛋白质的食物:如鸡蛋、牛奶、香肠、豆浆等。
- 富含维生素C的食物:如果汁、蔬菜、水果等。
- 富含碳水化合物的主食:如面包、馒头、花卷等。
- 富含水分的液体食物:如米粥、牛奶、豆浆、果汁等。
- 开胃的、增加食欲的食物:如果汁、番茄汁、小酱菜等。

早餐不宜选用的食物:
- 油炸食物:如炸油饼、炸油条、炸糕、油炸馒头片等。

午餐：每日饮食最主要的一餐

午餐是每日饮食中最主要的一餐。午餐的作用可归结为4个字"承上启下"：既要补偿早餐后至午餐前4～5个小时的能量消耗，又要为下午3～4个小时的工作和学习作好必要的营养储备。如果不吃饱吃好午餐，往往在繁重工作数小时后（特别是下午3～5点钟）出现明显的低血糖反应，表现为头晕、嗜睡、工作效率降低，甚至心慌、出虚汗等，严重的还会导致昏迷。午餐食物的选择大有学问。午餐所提供的能量应占全天总能量的35%。这些能量应来自足够的主食、适量的肉类、油脂和蔬菜。与早餐一样，午餐也不宜吃得过于油腻。

向职业人士推荐6种午餐食物：

■ 抗衰老食品——西兰花

推荐理由：西兰花富含抗氧化物维生素C及胡萝卜素，十字花科的蔬菜已被科学研究证实是最好的抗衰老和抗癌食物。

■ 最佳的蛋白质来源——鱼肉

推荐理由：鱼肉可提供大量的优质蛋白质，并且消化吸收率极高，是补充优质蛋白质的最佳选择。同时，鱼肉中的胆固醇含量很低，在摄入优质蛋白质的同时不会同时带入更多的胆固醇。有研究表明，多吃鲜鱼还有助于预防心血管疾病。

■ 降脂食品——洋葱

推荐理由：洋葱可清血，有助于降低胆固醇。

■ 抗氧化食品——豆腐

推荐理由：除了瘦肉和鱼虾类食物外，豆腐也是良好的蛋白质来源。同时，豆类食品含有一种被称为"异黄酮"的化学物质，是一种有效的抗氧化剂。"氧化"意味着"衰老"。

■ 保持活力食物——卷心菜

推荐理由：卷心菜亦是开十字花的蔬菜，维生素C含量很丰富，同时富含纤维，促进肠胃蠕动，能让消化系统保持年轻活力。

■ 养颜食物——新鲜果蔬

推荐理由：新鲜果蔬中含有丰富的胡萝卜素、维生素C和维生素E。胡萝卜素是抗衰老的最佳元素。胡萝卜素能保持人体组织或器官外层组织的健康，而维生素C和维生素E则可延缓细胞因氧化所产生的老化。此外，这些富含膳食纤维的新鲜果蔬还能促进大肠、直肠健康，帮助排毒。

晚餐与八大疾病

晚餐与肥胖——晚餐吃得过饱，多余的热量合成脂肪在体内储存，可使人发胖。晚餐摄入的热量不应超过全天摄入的总热量的30%，这对于防止和控制发胖来说至关重要。

晚餐与胰腺炎——晚餐过好过饱，加上饮酒过多，很容易诱发急性胰腺炎，使人在睡眠中休克。如果胆道壶腹部原有结石嵌顿、蛔虫梗塞以及慢性胆道感染，则更容易因诱发急性胰腺炎而猝死。

晚餐与结石——人体排尿高峰一般在饭后4～5小时，而晚餐吃得过晚，晚餐后产生的尿液就会全部潴在尿路中，不能及时排出体外，这样，尿路中尿液的钙含量也就不断增加，久而久之就会形成尿路结石。

晚餐与多梦——晚餐过饱，鼓胀的胃肠会对周围的器官造成压迫，使大脑相应部位的细胞活跃起来，诱发各种各样的梦，噩梦常使人疲劳，严重者，会引起神经衰弱等疾病。

晚餐与肠癌——如果一日的副食品大部分由晚餐吃下，这些物质在大肠内受到厌氧菌的作用，就会产生有害物质，这些有毒产物可增加肝、肾的负担和对大脑的毒性刺激，加之睡眠时蠕动减少，又相对延长这些物质在肠腔内停留的时间，从而易导致大肠癌。

晚餐与冠心病——晚餐摄入过多热量,可引起血胆固醇增高,而过多的胆固醇运载到动脉壁堆积起来,就会成为诱发动脉硬化和冠心病的一大原因。

晚餐与糖尿病——如果中年人长期晚餐过饱,反复刺激胰岛素大量分泌,往往会发生糖尿病。

晚餐与高血压——晚餐过多进食肉类,不但会增加胃肠负担,而且还会使血压猛然上升,加上人在睡觉时血流速度大大减慢,大量血脂就会沉积在血管壁上,从而引起动脉粥样硬化。据科学实验证明,晚餐经常进食荤食的人比经常进食素食的人血脂一般要高2～3倍,而患高血压、肥胖症的人如果晚餐爱吃荤食,害处就更多了。

合理控盐

食盐的主要成分为钠离子和氯离子,故其化学名又称"氯化钠"。从古至今,传统食盐的成分都是氯化钠。而其中的"钠离子"扮演着核心角色。

人们离不开食盐,离不开食盐中的钠离子。钠离子具有维持机体的酸碱平衡,稳定组织间液的渗透压,维持正常的肌肉神经的兴奋状态等独特的生理功能,是维护机体正常代谢活动、保护人体健康的重要物质。

好在钠广泛存在于各类天然食物中,一般人很难缺乏。只有当运动或劳动量过大、流汗多时,才可能导致缺钠。这时适当服用生理盐水是必需的。

人们面临的主要问题是钠的过多。过多的钠离子会对人体产生负面影响,甚至危害健康。当摄入钠盐过量,肾脏难以排除干净,日积月累在体内的超量钠离子,就会直接影响副肾皮质激素等内分泌激素的调节作用,致使血管对各种升压物质敏感性增加,引起细小动脉痉挛,导致血压升高。从群体调查的结果分析,高盐饮食的人群,其高血压的发病率远远高于低盐饮食人群。据调查,我国高血压患病率年均约7.7%,而且呈北高南低的明显差异,这和盐分摄入量的高低分布呈现明显的正相关关系。

过量的摄盐量同时会引发骨质疏松。因为人体中的钠盐导致血液中钙的含量降低,从而引发骨质疏松。

钠盐还有吸收水分的作用,使体液过多潴留,加重了内脏的负担。据研究,每吃1克食盐,可以吸收200～300毫升水分。吃盐越多,体内潴留的水分就越多,血容量就越多,血管的阻力就越大,血压就越高,心、肾等内脏的负荷就越重,机体正常代谢功能就被打乱,水肿就会出现,产生脑血管意外或心力衰竭的危险性就大幅度增加。难怪,在一次国际医学和营养学讨论会上,食盐被指控为导致人体慢性中毒的"秘密杀手"。有学者甚至认为,在工业发达国家里,被盐送进坟墓的生命比被有害化学物质送进去的还要多!

鉴于吃盐过多对健康的不利影响,世界卫生组织推荐健康人每日吃盐量不宜超过6克,糖尿病非高血压患者不超过5克,高血压患者不超过3克,糖尿病高血压患者不超过2克。

我国人均每日食盐量为12～14克,达到世界卫生组织推荐值的200%～230%。我国北方一些地区居民人均每日吃盐量竟高达18～25克,并且还有进一步增高的趋势。这将大大增高高血压发病的风险。

做菜时所加的盐,只占一天摄取总钠量的五分之一,另外五分之一是来自天然食物。下面列出了每100克高盐食物折合成的食盐量:

- 100克腌芥菜头相当于19克食盐
- 100克酱萝卜相当于18克食盐
- 100克酱油相当于15克食盐
- 100克榨菜相当于11克食盐
- 100克黄酱相当于9克食盐
- 100克腌雪里蕻相当于8.5克食盐

■ 100 克香肠、火腿相当于 4 克食盐

由此可见,控制盐分摄入应"全方位"入手,单单减少食盐的摄入是远远不够的。

  避免高钠盐的高招

1. 不吃过多高盐食物,如酱油、榨菜、咸菜、黄酱等。

2. 利用蔬菜本身的风味来调味,例如将青椒、番茄、洋葱、香菇等和味道清淡的食物一起烹煮,像番茄炒蛋,可起到相互协调的功效。

3. 利用葱、姜、蒜等经油爆香后所产生的油香味,来增加食物的可口性。

4. 在烹调时,利用白醋、柠檬、苹果、菠萝、柳丁汁等各种酸味调味汁,来添增食物的味道,如煎烤食物上挤点柠檬汁。另外,醋有减低对盐需求的作用,因此,吃水饺时,酱油碟里只加白醋,同样美味。

5. 采用易保持食物原味烹调方法:如煎、烤、蒸、炖等,吃出食物的真味。

6. 烹调时使用糖醋调味,可增添食物甜酸的风味,相对减少对咸味的需求。

7. 采用高钾低钠盐代替普通食盐。

 # 科学吃油

科学吃油要掌握 4 个要素:

■ 要素一:吃油总量。一般的,健康成人每日食用油量以不超过 25 克(2 汤勺半)为宜。对于超重或肥胖者、高脂血症患者,每日食用油量不超过 20 克(2 汤勺)。

■ 要素二:吃油种类。应特别注意的是,只能用植物油而不能用动物油烹调。每周进食 3 次(即相当于隔日 1 次)橄榄油

是值得推荐的。每周可有3次晚餐采用橄榄油烹调,以凉拌菜为主,浇上10克橄榄油不失为一种好的烹调习惯。此外,多种植物油交替食用也是重要原则。因为任何一种植物油均有其营养优势,有的富含单不饱和脂肪酸(如橄榄油、茶油等)、有的富含必需脂肪酸(如亚麻子油等)、有的耐高温的能力更强(如花生油等),交替食用更可满足营养需要,又同时避免长期单一食用某种油脂带来的营养失衡的潜在隐患。

■ 要素三:烹调温度。好油还要好烹调,不良的烹调方法可使好油变坏,坏油更糟。不良烹调方法的"代表"是烹调温度过高。有人为强调菜肴口味,采用大火高温长时间烹调的做法,其结果以牺牲油脂的营养为代价换来单纯的"口味"的满足,实在得不偿失。以橄榄油为例,在150℃温度下,可保持稳定。但高于此温度,则可能造成不饱和键被破坏,单不饱和脂肪酸变成饱和脂肪,对人体产生不利影响;还有,油温越高,烹调油中的不饱和脂肪酸氧化越快,营养成分流失也越多。因此,控制烹饪温度,以不超过3成热油温(90℃)的方式烹调才是科学的烹调方式。

■ 要素四:看不见的油。根据油的存在方式,可以粗略分为"看得见的油"和"看不见的油"。所谓"看得见的油"是指从人们感官上就知道含油多的食品,如动物油、花生油、豆油、橄榄油以及动物外皮如鸡皮、鸭皮等食物,很容易就避免过多摄入;而"看不见的油",顾名思义,不容易为人所注意的"隐藏"在食品中的油,如硬果类食物,包括花生、瓜子、核桃、杏仁、开心果、松子等,均含有较多量的油,如果过多食入也会造成油脂超标。在此,不妨列举这样一个等式,供大家参考:25克(半两)花生米或瓜子或核桃所含油脂=10克纯食用油(约1汤勺)。

少吃油的诀窍

■ 每餐每人不超过1勺半烹调油。

- 多用煮、炖、氽、蒸、拌、卤等少油的烹调方法,不用油炸、油煎等烹调方法。
- 尽量不食用黄油。
- 少吃奶油类食物。
- 少到餐馆、饭店用餐。
- 多使用不黏锅、微波炉等,这样可少用一些润锅油,从而减少用油量。

橄榄油有什么好处

- 好处一:橄榄油是营养素保存最为完整的油脂。橄榄油含单不饱和脂肪酸达80％以上,主要是油酸,比其他任何植物油都要高,还含有对心血管健康有益的角鲨烯、谷固醇及丰富的维生素A、D、E、K和胡萝卜素等脂溶性维生素及抗氧化物,还可为人体提供多种常量元素、微量元素和维生素。同时,由于油橄榄树高大健壮,抗病虫能力强,无需喷施化肥农药等,故橄榄油在生产过程中未经过任何化学处理,其在国际上被公认为食用油中的"绿色食品";同时其固有的营养物质得以完好保存,使其营养价值始终保持高水准。加之不含胆固醇,使很多人免除进食橄榄油的后顾之忧。
- 好处二:橄榄油可激发食欲,促进消化。采用橄榄油烹调食物,无论是凉拌或热炒,橄榄油均可为食物添加固有的、略带橄榄味的芬芳风味,令人耳目一新。利用其清香风味。用其可制备各式各样的食物,从淡到重,从甜到辣,从稀到浓,样样适用,颇有一种"淡妆浓抹总相宜"的韵味。有研究发现,进食橄榄油可减少胃酸分泌,可能降低十二指肠溃疡等病的功能,并可刺激胆汁分泌,激化胰酶的活力,使油脂降解,减少胆囊炎和胆结石发生的风险。同时,橄榄油在人体的消化效率高达94%,高居各种油类之首,可以在满足口感的同时保证其营养素得以充分吸收。

- 好处三：橄榄油是高效的抗癌剂。世界卫生组织的调查结果表明,以橄榄油为主要食用油的希腊和意大利等国,心血管系统疾病和癌症发病率较低。究其原因,这与当地居民长期食用橄榄油有密切关系。有统计显示,每天食用橄榄油,可使女性乳腺癌发病率降低45%,使结肠癌发病率降低50%。难怪,橄榄油被国际公认为最具魅力的"保健食用油"和新世纪最有希望的"防癌食品"。

进食橄榄油的方法

橄榄油虽有诸多保健功效,但也并非多多益善。每日进食25～40克橄榄油是适宜的。同时,橄榄油性质稳定,有极强的抗氧化能力,既适于凉拌食物,也可在高温下烹调。在150℃下,橄榄油一般不会分解。

补钙九问

1. 哪些人需要服钙片

在人的漫漫一生中,"两个头儿和一个中段期"最容易缺钙。

"两个头"：一个是在新生儿期、婴幼儿期、青春期的孩子们因生长发育的需要,对钙的摄入需求较大;另一个是老年期,因钙流失明显增多,故需要外源性补充更多的钙质。

"一个中段期"：是指女性在妊娠期和哺乳期,一个人担负着"两个人"的营养重任,需要额外添加钙的摄入。

此外,对于因各种疾病导致的钙质吸收不良或排出增多的患者(如胃肠道疾病、糖尿病等),也应给予钙剂补充,同时积极治疗原发疾病。

2. 如何选择钙片

- 一看产品的含钙量。正规的钙制剂和钙保健品都应当标明单位剂量中含有多少钙质。一般而言,钙制剂标注钙含量有两种方式:一种是含钙化合物的量,另一种是含有钙元素的量。后者才是真正摄入的钙量。含钙化合物中的含钙量是以百分比来表示的,例如葡萄糖酸钙片每片标注的是 0.5 克,这是含钙化合物的量,而非含有钙元素的量。其实际含钙量为 9%,也就是说,每 0.5 克葡萄糖酸钙中仅含有钙元素 45 毫克。因此,在选择钙片时不能只是看说明书上的剂量,而应当了解其含有钙元素的量。

- 二看产品的溶解度。经口摄入的钙必须以钙离子的形式才能在肠道被吸收,因此钙制剂如果溶解度高就可能被吸收得更完全。比如同样是碳酸钙,普通碳酸钙与一些超微溶解的碳酸钙相比,后者消化吸收得会更完全。但应注意的是人体对于钙的吸收并不像单纯的化学反应那样简单,影响人体钙吸收的因素有很多。有些产品虽然体外的溶解度很高,但是体外溶解度较高,在体内的吸收率却不一定高,因此溶解度只能作为一个参考指标,而不能单凭溶解度来判定吸收率。单就溶解度而言,氯化钙、葡萄糖酸钙、柠檬酸钙等的溶解度较好,而乳酸钙、碳酸氢钙、未经处理的活性钙等溶解度较差。

- 三看人体吸收率。钙的吸收是一个非常复杂的生理现象,影响因素非常多,而且与人的个体状态密切相关。钙含量高、溶解度高的钙制剂未必吸收率就高。通常当机体缺钙时(处于钙饥饿状态)吸收率就高,而机体不缺钙时钙的吸收率就差。儿童补钙其吸收率就高,老年人的钙吸收率相对较低。有些人胃肠功能不正常(例如总是有腹泻)就比胃肠功能正常时钙吸收差。因此,评价钙制剂的吸收情况应从多方面综合考虑。根据科学研究结果在同样条件下,目前市场上的各种钙制剂的吸收率差别并不是很大,一般为 20%～40%。

- 四看产品价格。补钙不应当成为生活中的经济负担,因为钙制剂的成本并不高。补钙是一种长期行为,而价格高的产品补钙的效果并不一定比价格低的产品好多少,因此选择钙制剂应注意比较其性能价格比,根据个人经济条件的好坏权衡利弊加以考虑。有些补钙产品平均每补充 1 000 毫克元素钙需要消费 20 元,这样每月补钙的经济耗费达到 400～500 元,可能会超过我国多数消费者的承受能力。
- 五看钙制剂的安全性。补钙是一种长期甚至终身的过程,因此药物或保健品的安全性应引起消费者的重视。这除了必须选用符合国家或国际卫生标准的产品外,还应当了解其不良反应对人体的影响程度。目前我国查处的某种品牌的骨粉含有重金属元素超过国家标准的数百倍,如果长期服用必然对身体有害。还有个别产品虽然含有钙质很多但碱性较大,容易刺激胃,有的老年人胃功能下降,胃酸分泌减少就不适合应用。有的产品含有较多的钠、钾、糖类和防腐剂,不适于患糖尿病或高血压、肾病的人长期服用。

3. 什么时间怎么科学服用钙片

提高吸收效率,减少不良反应,这是服用钙片时应注意的两个方面。

经口服途径摄入的钙剂,进入人体后均需在胃酸的作用下解离成为钙离子,才能很好地被机体吸收利用。当食物在口腔内被咀嚼的时候,胃壁细胞就开始准备分泌胃酸。当食物或钙制剂进入胃后,食糜在胃内蠕动,一方面促进胃酸分泌,一方面促进胃液与食物的充分接触。

在服用钙剂时,如果能够随三餐一起服用,胃液能够大量分泌,这样就有利于解离出更多的钙离子;同时,钙剂经食物混合并搅拌在一起,对于一些碱性强的钙剂(如活性钙)还可以起到一定的中和作用,以减少对胃黏膜的刺激。因此,为了达到最有效的钙吸收,建议小儿和老年人不要空腹服用钙剂,最好与进食同时进行,或在饭后半小时服用钙片。

服用钙片时嚼碎后用清水送入,可提高钙的吸收率;将一钙片分为若干小片分次服用,也可提高补钙效率。

4. 空腹服用钙剂好不好

经口服途径摄入的钙剂,进入人体后均需在胃酸的作用下解离成为钙离子,才能很好地被机体吸收利用。胃酸的分泌,取决于神经体液或人体生物钟代谢的调节,更主要是取决于食物摄入(进餐)的时间。通常胃酸的 pH 值为 1.5~1.8,服用 1 片含钙 200 毫克的碳酸钙,在胃中实际要消耗 316~632 毫升的胃液才能将其中的钙离子释放出来。胃内容物在胃中停留时间为 2~3 小时,正常人每天胃液分泌总量只有 1 500~2 000 毫升,因此正常人的胃很难在此有限的时间内分泌足够的胃酸使钙全部都离子化。尤其是小儿分泌的胃酸酸性小,而老年人分泌的胃酸量少,难免影响钙的吸收。所以,在服用钙剂的时候如果能够跟随着一日三餐,胃液能够大量分泌,这样就有利于解离出更多的钙离子。此外,钙剂经食物混合并搅拌在一起,对于一些碱性强的钙剂(如活性钙)还可以起到一定的中和作用,能够减少对胃黏膜的刺激。由于糖类能够增加钙的吸收,各种钙剂与能降解成糖类的淀粉食物同时摄入,也会有利于钙的吸收。因此,为了达到最有效的钙吸收,建议不要空腹服用钙剂,最好与进食同时进行。

5. 补钙会影响其他营养素的吸收吗

一般来说,钙是一个非常安全的营养素,人体内有一套很完备的自我调节机制,能够将多余的钙质排泄出去。因此,口服补充钙质不会引起钙在体内的过多蓄积,适量应用钙剂也不会干扰其他营养素的吸收。但是从理论上来说,过多钙质的摄入有可能影响其他营养素的吸收,例如醋酸钙摄入过多可能会影响食物中锌的吸收,过多的钙质也会减少铁、铜的吸收,所以在补钙时应注意适量的原则,对于已经明确有其他营养素缺乏的人,不应只注重补钙而忽略了其他营养素的补充。

6. 补充钙剂能与牛奶同时服用吗

有人在治疗骨质疏松症时采用食疗和药疗同时进行的方法,为了达到更好的吸收效果而将牛奶与钙剂同时服用。这种做法并不合理。牛奶是一种富含钙质并且吸收良好的普通食物,每 100 毫升牛奶中含有钙质约 120 毫克,牛奶中的蛋白质和脂肪含量也都较高,单纯喝牛奶时钙的吸收已经达到或接近饱和的范围了,如果将钙剂与牛奶同时服用,就可能造成钙质的浪费。因为当钙质摄入量达到一定范围时,再增加钙的摄入就可能导致胃肠道对钙的吸收下降。而且钙制剂与牛奶混合后,可能导致牛奶中的大分子胶质发生变性,形成絮状沉淀,也会影响牛奶的感官性状。钙制剂与食物最好的组合是与米、面等富含淀粉、乳糖、葡萄糖的食品共同服用,能够更有利于钙质的吸收。

7. 一天中有最佳的补钙时间吗

科学家们通过对于人体钙代谢生理作用的研究指出,一天中最佳的补钙时机就是每天晚上临睡前。

在白天的一日三餐饮食中,人体可以摄入 400~500 毫克钙质,当钙调节机制发挥作用从尿中排出多余的尿钙时,血液可以从食物中得到补充以维持血钙的平衡。但是到了夜间,尿中的尿钙仍旧会排出,可食物中已经没有钙质的补充,这样血中的钙质就会释放出一部分去填充尿钙的丢失。为了维护血液中正常的钙水平,人体必须从钙库中提取一部分库存,即骨骼中的钙质。这种调节机制使清晨尿液中的钙大部分来自于骨钙。另一方面,人体内各种调节钙代谢的激素在昼夜间分泌各有不同,因而血钙水平在夜间较低而白天较高。夜间的低钙血症可能刺激甲状旁腺激素分泌使骨钙的分解加快。如果在临睡前补充钙制剂就能够为夜间提供充足的"弹药",阻断体内动用骨钙的过程。因此,临睡前进食牛奶或其他补钙食品、药品,是一天中最佳的补钙时间。

8. 补钙时为什么要多喝水

很多医生在给予患者钙制剂时经常嘱咐患者要多喝水。众所周知,钙制剂的吸收取决于钙的溶解度、钙质的来源等。许多钙制剂都是一些微溶性或者可溶性钙盐,如果加大水量可以在一定程度上增加钙质的溶解度,由此增加吸收率。因此,补钙的人应多饮水。

9. 服用抗酸药时如何补钙片

患有慢性胃炎、胃酸缺乏的人在服用某些钙制剂时会感到胃部不适、腹胀、便秘等。这是因为钙制剂进入人体后,需要在胃酸的作用下分解成钙离子。由于食物进入胃中,可以刺激胃分泌大量的胃酸来消化食物,所以胃酸缺乏的人或者服用抗酸药时可以在饭后服用钙制剂,以减少胃部不适。也可以选择经柠檬酸、果酸调整过的补钙品,或用一杯酸性果汁饮料送服钙制剂。

喝牛奶的"四忌"

在人类食物中,牛奶是"最接近完善"的食品,它含有丰富的蛋白质和人体必需氨基酸、维生素、矿物质、钙质等多种营养成分。一个成年人如果每日喝两杯牛奶,能获得15～17克优质蛋白质,可满足每天所需的必需氨基酸;能获得近600毫克的钙,相当于每日需要量的80%;可满足每日热量需要量的11%。

牛奶的营养成分较为理想,但有些饮用牛奶的不良习惯可能影响牛奶的摄取、消化和吸收。下面讲讲喝牛奶的4种主要禁忌。

禁忌之一:空腹喝牛奶

一是空腹喝牛奶容易腹泻。牛奶中的乳糖需要乳糖酶的分解,乳糖只有分解后,其中的单糖(葡萄糖和半乳糖)才能够通过小肠壁进入血液,为人体所吸收。如果小肠中没有乳糖酶或者其活力低下,乳糖就不能被分解,而原封不动进入大肠,并被大肠杆菌等细菌代谢、发酵、产酸、产气,于是出现腹泻等不适症状。据统计,中国2/3以上的成年人体内缺少乳糖酶。也就是说,中国有66%～97%(采用不同诊断标准其结果不同)的成年人,只要空腹喝牛奶,或者一次性大量饮用牛奶,就会产生腹胀、腹泻现象。

二是因为空腹喝牛奶后,牛奶在胃肠道通过时间加快,在胃内停留时间变短,排空时间变快,导致吸收效率降低。所以,喝牛奶时应配上固体食物,最好是配上主食,如面包、蛋糕、点心、饼干等。如果在生活中,在排除牛奶不新鲜、冰镇牛奶(温度过低)等情况后,饮用牛奶后仍然经常性腹胀、腹泻,你可以凭经验判断自己乳糖酶缺乏或者乳糖酶功能低下。这时你就要分次少量饮用,或者改鲜奶为酸奶。酸奶是经过乳酸菌发酵,蛋白质的含量(2.7%～2.9%)与鲜牛奶没有差异。

禁忌之二:与茶、咖啡一起饮用

牛奶中含有丰富的钙离子,茶叶中含有单宁酸,钙与单宁酸反应产生不溶解的钙盐,会影响钙的吸收。咖啡中的咖啡因是强脱钙剂。据统计,大量或长期喝茶、饮用咖啡的人群,骨质疏松概率相对要高一些,这种情况的出现,也是与喝茶或咖啡影响钙的吸收有关。

禁忌之三:用高温或低温方式处理牛奶

妈妈们时时呵护着自己的宝宝,或者是怕牛奶不卫生,或者是因为传统观念,很多人喜欢用新烧的滚烫开水冲奶粉。其实,这种方法并不科学。因为从营养角度来说,高温会使奶中的酪蛋白、乳清蛋白变性;从卫生角度来说,即使是100℃的开水来冲,也达不到消毒作用。其实,用60～70℃的温开水冲奶粉是最合适的。牛奶也不宜高温久煮,因为牛奶中的蛋白质受高温的作用,会由溶胶状态转变成凝胶状态,导致沉淀物出现,营养价值降低。如果考虑消毒而煮沸牛奶大可不必,因为正规厂家生产的鲜牛奶都是经过巴氏消毒法消毒的。牛奶也不宜冷冻储存,因为冷冻会使牛奶中的蛋白质变性,脂肪分层,且解冻后,蛋白质和脂肪沉淀、凝固,既不利于人体的吸收,也会使牛奶的价值大为降低。所以,鲜牛奶要避光常温保存。不要贪图痛快热饮或冰镇鲜牛奶。

禁忌之四:用牛奶送服药物

在有些药物的说明书上可能会注明:牛奶不影响该药物的吸收。但不管怎样,送服药物最好用清水,完全没有必要与牛奶同服。因为两者之间可能会相互破坏、相互影响。牛奶中所含的蛋白质与多种金属离子结合,会影响一些含金属离子的药物在人体内发挥正常药效。所以,服药与喝牛奶最好间隔一段时间(如一小时以上)。

"有序"进食助健康

很多人很在意日常三餐的质和量,但往往忽视进食的"顺序"。一些"老理儿"或习惯似乎在悄悄"规范"着人们进餐的"顺序",如餐后进食水果、餐前先喝口汤、边吃饭边喝饮料或饮茶等等。可以说,这些"顺序"有其产生的"合理性"。然而,在现代营养学高度发达的今天,我们有必要也有能力对此作一分析。

水果:餐前?餐后?两餐之间?

1. 餐前:水果中含有大量的糖,并且主要是果糖或葡萄糖,这两种糖均为单糖,在摄入后可直接进入小肠被迅速吸收和利用。因此,用水果来补充糖分,特别是在低血糖状态下作糖分和能量的补充,其作用迅速而有力。水果中还含有大量的膳食纤维,进食后可产生饱腹感,可缓解身体对食物的需求。因此,如果餐前进食水果,因为上面两种成分的作用,在进食后往往使食欲降低,使正餐的进食量减小,从而影响蛋白质、淀粉、脂肪等的摄入。

2. 餐后:很多人喜欢或习惯于餐后马上进食水果。其实,饭后马上吃过多的水果,会造成血糖浓度迅速增高,增加胰腺的负担;同时会阻碍甚至中断体内的消化过程,增加肠额外负担,减少某些营养素的吸收。

3. 两餐之间:两餐之间是进食水果的最佳时期。一般的,可以每天在上午 9~10 点,下午 3~4 点或是睡觉前 2 小时进食。正常人每日进食 1~3 次水果均可,种类和数量并无严格地限制;糖尿病患者在血糖稳定的前提下,每日可在两餐间摄取一次低糖型或中等量糖的水果,如西瓜、猕猴桃、苹果、梨等,数量约 200 克。

 喝汤:餐前?餐后?

首先我们看看汤有几种?

1. 清汤:以瓜菜为主煮成,如白菜汤、丝瓜汤、冬瓜汤等。材料可以选用时令蔬菜、冬瓜、丝瓜、黄瓜、冬菇、竹笋、菜干、豆腐等。饮用这类汤一般无禁忌。

2. 浓缩汤:以骨头和去皮肉为主长时间炖出的浓汤。也有以猪骨、鸡脚、连皮家禽肥肉类煮成的饱和脂肪含量高的肥腻汤。应特别注意的是,这类汤由于含有大量嘌呤,痛风病人不宜。同时,这类汤对胃肠道有一定刺激,故对胃肠功能虚弱、老年人、儿童、孕产妇等均不宜。

3. 其他汤:凡是加有果实类(如木瓜、苹果、雪梨、无花果;如蜜枣、红枣、桂圆肉、莲子)、药材类(如党参、当归)、根茎类或干豆类的汤水,入口甜味或粉质感重的,喝太多会升高血糖,因此只宜饮用少量。

餐前饮少量的汤,可以"唤醒"你的胃,还可以补充体内的水分,润滑并保护口腔、食道肠胃,有利于溶解食物,促进对食物的消化与吸收。但是,餐前喝过多的汤,会稀释消化液,影响对食物的消化吸收。此外,胃的体积是固定的,大量的汤会占用胃部一定的体积,减少正餐的摄入量,降低摄入食物的丰富性和全面性。因此,对于清淡的汤和其他的汤可以在饭后适量饮用一碗。

饮用酒水:餐前?餐后?

酒,不宜空腹饮用。酒的主要成分是乙醇(酒精),不经酶解就可被胃肠吸收,快速饮用后5分钟就可以进入血液,30~120分钟就会使血中酒精浓度达到最高值。对采用胰岛素治疗的糖尿病患者,如果空腹饮酒,还会产生严重的低血糖反应。因此,宜在喝酒前先吃饭菜或少量的主食,补充一定量的碳水化合物、蛋白质和脂肪,以减缓胃肠对酒精的吸收速度,减少因为饮酒过快造成酒精中毒的可能性。然而,应指出的是,总的来看,饮酒弊大于利。如果一定要饮用,应限于低度果酒,每日不超过一小杯。

饮料,应在两餐之间少量饮用。应特别强调的是,不主张小孩以饮料代替水。饮料渗透压高会增加肾脏负担,小孩的胃肠功能不全,在饮用大量饮料后会导致腹胀、腹泻。同时,冰冷的软性饮料远低于37℃,有时甚至是接近0℃,从而刺激胃部,造成胃痉挛、胃炎、胃痛。因此,从冰箱中取出的冷饮宜在室温下放置10分钟后饮用。饮用后要漱口。

饮茶:餐前?餐后?餐中?

茶具有兴奋神经、解除疲劳、消食解腻、增加食欲、降暑止渴、调节体温等多方面作用,因此茶可以在餐前或餐后饮用。但是,进餐时不宜大量饮茶,否则会影响很多常量元素(如钙等)和微量元素(如铁、锌等)的吸收。应特别注意的是,在喝牛奶或其他奶类制品时不要同时饮茶。茶叶中的茶碱和单宁酸会和奶类制品中的钙元素结合成不溶解于水的钙盐,并排出体外,使奶类制品的营养价值大为降低。饮茶以适量为佳,清淡为好,不宜过量饮用过浓的茶,不宜饮用隔夜茶。茶中含有咖啡因,会造成体内钙的流失,同时对神经的刺激大,影响睡眠。这在饮用隔夜茶和浓茶时尤其明显。

用饮食打开你的胃

如今,食物越来越多,烹调越来越精,可很多人的胃口却越来越弱,食量却越来越少。不少人对此非常诧异:自己的胃怎么了?

越来越多的消化道症状令越来越多的人苦恼:食欲降低、口苦、嗳气、稍稍进食就感到上腹饱胀、反酸胃灼热等。这些由各种功能性或器质性的胃肠道疾病导致的症状,正悄悄降低着人们的饮食能力、营养状况和生活质量。

所幸的是,我们有能力在一定程度上改变这一状况。其核心,是安全、合理、有效地改善胃肠动力。在这一过程中,饮食扮演着重要角色。

首先,应去医院消化科作系统检查,发现或排除各类胃肠疾病或全身疾病(如糖尿病、心血管疾病、肿瘤等)。如果确诊胃肠疾病或其他疾病,应给予积极治疗。只有在有效治疗原发病的基础之上,才谈得上饮食调控。

在排除或治疗各类疾病的基础上,应针对不同胃肠症状采用不同的饮食策略。

没有胃口

- **原因分析**:造成食欲降低的功能性原因很多,主要包括精神紧张、劳累、胃动力减弱(胃内食物难以及时排空)等。
- **解决对策**:调控情绪、放松精神、减缓生活节奏、及时休息,特别强调三餐要有规律,定时、定量,切忌暴饮暴食。加强户外活动,多呼吸新鲜空气。饮食上强调种类多样化,避免单调重复,注意掌控食物的色、香、味、形,做到干稀搭配、粗细搭配。多食用开胃食物。在刺激食欲方面,各类调味品作用独到,不妨根据自己的口味选择。另外,应避免粗纤维食物摄入,以免影响胃排空。还有,三餐前禁用各类甜食或甜饮料,否则将雪上加霜,使本来就弱的胃口变得更加糟糕。

- 食物及餐次选择:可用山楂、话梅、陈皮等刺激食欲;在水果方面,草莓、甜橙有一定开胃效果,而葡萄、香蕉、荔枝等因含糖较高,可能降低食欲;调味品可选番茄酱、咖喱汁、豆瓣酱、辣椒酱等,但不宜过于"刺激",以防矫枉过正。禁用或少用以下食物是重要的,包括油炸食物、韭菜、生黄豆、奶油类食物、甜的碳酸饮料等。大量进食花生、瓜子也不提倡。

进食后早饱

- 原因分析:餐前感觉挺饿,胃口也不错,但稍稍进食即感觉上腹饱胀,食欲也随之锐减,这就是所谓"餐后早饱"。其产生原因主要是进餐后胃动力减弱,容受食物的能力较低,故刚吃一两口,就没有"地方"再承受更多的食物摄入。

- 解决对策:加强胃动力、加速胃排空、加大胃的容受能力是解决问题的关键。当然,食物究竟能在多大程度上刺激胃动力尚待证实,但毫无疑问,避免摄入损害胃动力的食物是必需的。

- 食物及餐次选择:应遵循少量多餐原则,每日采用"3+3"进食法,即将正餐中的部分食物(如主食、酸奶、水果等)分出作为加餐,在总量不变的基础上,进食6餐,每餐主食不超过2两,总量约七分饱。禁用肥肉、油炸食物、粗纤维食物。进餐时一定要将食物充分嚼烂后再咽下。进食过快,将加重早饱症状。

反酸胃灼热

- 原因分析:因为胃动力障碍、食道下段括约肌功能障碍等,造成餐后胃内酸性物反流至食管,导致胃灼热、胸痛等症状,严重者甚至难以忍受,直接导致摄食障碍。长期胃食管反流还可造成食道的严重损害,甚至恶性病变。

- 解决对策：一方面要避免损害食道下段括约肌功能的食物，另一方面要改善胃动力，加速胃排空，防止胃内食物储留。应特别强调的是，注意进食方式和体位是解决问题的关键。
- 食物及餐次选择：禁用损害食道下段括约肌功能的食物，包括咖啡、肥肉、可乐、胡椒面等；禁用损害胃动力的食物，包括肥肉、甜点、油炸食物、粗纤维食物等。采用少量多餐原则，细嚼慢咽。进食后一小时内不宜平躺。睡觉时，注意用枕头等将头部和肩部稍稍垫高一定角度。

8种不健康的饮食习惯

1. 暴饮暴食

暴饮暴食是指在短时间内进食大量食物，超过胃肠功能的负荷。暴饮暴食可引起急性胃扩张，诱发急性胃肠炎、急性胃溃疡穿孔，甚至诱发心脏病等，它还是诱发急性胰腺炎的元凶之一。可以说，暴饮暴食是饮食的第一大忌。

古人根据长期的养生经验早就提出了"食不过饱"的说法。从近期反应看，过饱会影响胃肠道的生理功能；从远期反应看，过饱会使体内的热量过剩，引起肥胖，并可加速衰老进程；从营养素吸收的角度看，一次性摄入大量优质食物，会使其中的大部分营养素（如蛋白质等）无法被充分吸收，而造成浪费。

2. "口重"

近代医学和营养学已经证明，大量盐分摄入对健康不利，特别是增加了高血压的发病风险。参见"合理控盐"。

3. 大量饮酒或饮烈性酒

酒的主要成分是酒精，这是一种纯热量物质，每克酒精可提供大约 7 千卡的热量,远远超过主食的产热量。这也是为什么长期饮酒易导致摄入热量过剩而产生肥胖的缘故。

酒可谓"有利有弊",两者的差别关键在酒的"质"与"量":如果少量饮用果酒、低度酒,可增加胃液分泌,增加食欲,促进消化。有些朋友有长期少量饮酒的习惯,节日期间自然没必要刻意改变这一习惯。但是,如果饮酒过量,或饮用烈性酒,则会增加高血压、中风等发生的危险,损害肝、肺和神经系统的功能,还可刺激胃黏膜,降低食欲,引起消化不良等各种胃肠疾病。正如《本草纲目》上所言:"少饮则和气血,壮神御风,消愁遣兴;痛饮则伤神耗血,损胃亡精,生痰助火。"因此,有必要提醒大家:节日期间,如饮酒,要限量。

4. 猪肉比例较高,鱼类等摄入偏少

目前,猪肉仍是我国居民的主要动物性食品,有统计表明,猪肉占总肉量的 40% 以上。应该指出的是,猪肉所含的饱和脂肪、总脂肪量和胆固醇较高,并含有较高的能量,长期大量食用(特别是进食大量肥猪肉)对健康不利。

相比之下,鸡、鱼、兔、牛肉等动物性食物不仅含蛋白质较高,而且饱和脂肪、总脂肪量和胆固醇含量较低,产生的能量也远低于猪肉,故在《中国居民膳食指南》中明确提出应大力提倡吃这些动物性食物,适当减少猪肉的消费比例。

应特别提出的是,现代营养学证明了鱼类的营养价值:它含有高生物价值且极易消化吸收的优质蛋白质、有益于心血管健康的脂肪酸、较低的胆固醇和较丰富的常量元素和微量元素等,这些都使得鱼类在维护人体健康,特别是心脏健康方面扮演着重要的角色。众多的研究表明,常吃鱼类有助于减低心血管疾病的发生。美国心脏病学会和糖尿病学会都将"每周食用 2~3 次鱼(特别是海鱼)"作为膳食的推荐原则。

5. 奶类制品摄入较少

奶类有较高的营养价值:①含有丰富的优质蛋白质;②含有丰

富的维生素;③含钙量较高,且利用率也很高,是天然钙质的极好来源。大量的研究表明,给儿童、青少年补钙可以提高其骨密度,从而延缓其发生骨质疏松的年龄;给老年人补钙也可能减缓其骨质丢失的速度。因此,应大力发展奶类的生产和消费。每个成年人每日服用1～2袋牛奶(250～500毫升)是必需的。若干年前,有关机构就提出"为全民健康加袋牛奶"的口号,但实际情况并不尽如人意。

中国传统饮食中奶类制品的比例较低。有统计表明,中国人均牛奶摄入量仅是世界平均水平的1/25,是美国人的1/70。我国居民从膳食中摄取的钙质普遍偏低,从青少年到中老年,从一般成人到孕产妇,各个年龄段和各个生理时期,膳食钙的摄入量仅仅达到推荐供给量的50%左右,这主要因为日常膳食中奶类摄入量过低。我国婴幼儿佝偻病的患者也较多,这和膳食钙不足可能有一定联系。

我国居民奶类摄入量较低的一个重要原因是"乳糖酶缺乏",导致一次性大量进食牛奶后,乳糖不能在小肠被消化吸收,进入大肠后被细菌分解,产气产酸,导致胃肠不适、腹胀和腹泻等不耐受症状,医学上称之为"乳糖不耐受症"。研究表明,有超过60%的中国成年人存在程度不同的乳糖不耐受症。解决的办法:改饮用牛奶为酸奶,减少乳糖摄入;或采用无乳糖的奶粉替代鲜牛奶;或少量多次饮用牛奶,将250毫升的鲜牛奶分为2次(甚至更多次)进服,将大大提高耐受性。

6. 大量进食腌制食物

目前,一些人大量进食腌制食品,如咸菜、咸鱼、火腿、香肠等。这些食物均含有较高的硝酸盐,硝酸盐可还原成亚硝酸盐,对人体产生较大的危害。以腌制的泡菜为例,新鲜蔬菜都含有少量的硝酸盐,对人体并无大碍。但是,在使用较多盐分腌制的过程中,它会还原形成大量的对人体有害的亚硝酸盐。食用腌制食物后,亚硝酸盐在胃内胃酸及硝酸还原菌的作用下,与膳食蛋白质分解产物二级胺反应生成致癌物质亚硝胺,会增加食管癌、胃癌、肝癌和大肠癌等发病风险。因此,从预防癌症、维护健康的角度看,减少腌制食物的摄入是极为重要的。

7. 大量吃糖

一些人喜食甜食,每日与糖为伴。殊不知,吃糖过多对健康不利。

(1) 吃糖过多导致龋齿的发生

这主要是因吃糖食过多给口腔细菌提供良好的繁殖条件,逐渐使牙表面的釉质溶化。又因糖是酸性食物,会腐蚀牙齿形成龋齿。

(2) 吃糖过多会引起多种维生素的缺乏或营养性疾病

大量吃糖后,血糖升高,可产生饱腹感,使食欲减退,影响消化和吸收,引起多种维生素的缺乏。尤其是人一旦缺乏维生素 B_1,久而久之就会出现厌食、呕吐、消化不良以及烦躁不安等神经系统症状。严重时出现面色苍白、肌肉松弛、抵抗力下降等营养不良表现,还会降低神经和肌肉的活动能力。因为,糖摄入体内,会产生许多的代谢中间产物,如丙酮酸和乳酸等,碱性钙、镁、钠等就要参加中和反应,以保持机体的酸碱平衡。由于钙大量消耗,造成体内缺钙导致骨质疏松,易发生骨折、脊柱侧弯。

(3) 吃甜食过多,易影响视力

吃糖过多,由于血糖增高,可从两个方面对眼睛造成损害:糖是产酸食物,能中和体内的钙、铬等碱性元素。钙和铬是保持眼球弹性的材料之一,营养平衡时,体内的钙、铬元素亦处于平衡状态,保持眼压正常;钙、铬不足时,眼球壁弹性降低,不能保持正常眼压,长时间紧张用眼即可使眼轴拉长,造成近视。另外,血糖增高会加速眼晶状体变性,并引起眼晶状体和房水渗透压的改变,屈光度增加,导致近视。

对此,人们应该恪守科学吃糖5个"不":

■ 一是餐前不要吃糖果。

甜食有一种特性,可以延缓胃肠道的蠕动和排空,抑制食欲。

有些人因某种情况在餐前半小时饮用了一杯高糖的饮料,结果导致正餐食量大减,营养摄入失衡。因此,餐前1小时禁用任何甜食、糖果。

■ 二是餐后不宜马上进食甜品。

一些人有正餐后进食甜品的习惯。其实,这样做,即便是很少量的甜品也是不合适的。我们知道,进餐后血糖升高,人体胰腺分泌胰岛素来降低血糖。如果餐后即刻进食糖果,会使血糖负荷过大,胰腺就要加倍工作以分泌更多的胰岛素,长此以往,胰腺因疲倦而怠工,导致病变。因此,每餐后不宜即刻进食糖果。享用甜品的时间可放在两餐之间,如上午9～10点,下午3～4点等。

■ 三是空腹不吃甜品、糖果。

空腹状态下进食甜品,会导致胃肠胀气、胃酸分泌过多,出现恶心、返酸和胃灼热感。还有人以一杯甜饮料替代正常早餐,认为这样"方面快捷"。其实空腹饮用甜饮料会造成糖分迅速吸收,血糖瞬间升高,使胰岛素大量分泌来降低血糖,结果可能导致血糖过度下降,出现低血糖反应,不仅严重影响上午的工作和学习,还可能对身体造成伤害。

■ 四是不要一次性大量吃糖。

一次性大量吃糖,不仅会使血糖骤升,胰腺负担过重,还会引发胃肠不适,食欲减退,胃胀嗳气,并严重影响其他营养素,如蛋白质、脂肪、维生素、矿物质等的摄取、消化和吸收。

■ 五是部分人士不宜吃糖。

不可否认,确有部分人士不能或不宜吃糖果,或者必须在营养师的指导之下才能适量吃糖,其中包括肥胖、糖尿病、糖耐量低减、胃肠功能弱、胃炎和消化道溃疡、胃食管反流症、功能性消化不良、高甘油三酯血症、高胆固醇血症和冠心病患者等。

8. 盲目迷信保健品

根据我国《保健食品管理办法》的规定,所谓"保健食品",系指具有某种特定保健功能的食品;即适宜于特定人群食用,具有某种调节机体功能,不以治疗疾病为目的食品。保健食品的基本特点是:①一定是食品,具备所应具备的所有特征;②必须具备至少一种可被整体实验所验证的特定而确定的保健功能,并以此与普通食品区分开;③对人体的保健作用,应定位于"调理"和"预防",而非"治疗",这点与药品存在根本性的不同;④其应用范围远远小于一般意义上的普通食品,应用对象是某特定人群而非全体人群。这当然不排除某些保健食品可能拥有较为广泛的应用群体,但可以肯定地说,适宜于全体人群的保健食品是不存在的。

不可否认,目前人们对保健食品的认识较为混乱。常见的认识误区包括:"用保健食品替代正规的治疗药品",结果耽误治疗,甚至导致病情恶化;"用保健食品替代一般食品",结果导致能量及营养素摄入缺乏或失衡,甚至导致营养不良;"在没有任何指征的情况下,盲目滥用保健品",结果难以收到应有的保健效果,并导致更多的花费。

以目前很多人大量进补的"蛋白粉"为例。研究早已明确,每日50~60克蛋白质对大多数成年人而言足以满足机体需要,只有婴幼儿、儿童、妊娠期及哺乳期妇女和创伤修复期的病人才需要更多的蛋白质。在实际生活中,有许多人在并无蛋白质缺乏的情况下,盲目进补蛋白粉,希望借此"提高免疫力"等等。实际上,高蛋白质摄入会给人体健康带来很多不利影响,例如长期的高蛋白质摄入会增加肾脏负担;摄入过多的蛋白质还可促进钙从骨质中溶解,增加钙的丢失。研究表明,蛋白质摄入量每增加1克,就会导致1.75毫克的钙从尿中丢失。长此以往,骨质疏松的发生风险大为增加。

 ## 你是否吃得有质量

请回答以下问题:

1. 你在餐后是否吃水果?
   (1) 经常吃　　　(2) 吃　　　(3) 很少吃或不吃

2. 你在副食中吃绿叶或十字花科蔬菜,如菠菜、卷心菜(洋白菜)、甘蓝、菜花吗?
   (1) 经常吃   (2) 吃   (3) 很少吃或不吃
3. 在副食中你吃莴苣、番茄(西红柿)吗?
   (1) 经常吃   (2) 吃   (3) 很少吃或不吃
4. 你在一天中是否喜欢将新鲜水果和干果作为零食?
   (1) 经常吃   (2) 吃   (3) 很少吃或不吃
5. 你喜欢吃全麦面包或杂粮吗?
   (1) 经常吃   (2) 吃   (3) 很少吃或不吃
6. 你喜欢吃黄红色的蔬菜,如胡萝卜或辣椒吗?
   (1) 经常吃   (2) 吃   (3) 很少吃或不吃
7. 你常吃豆类食物,如大豆、豌豆或扁豆吗?
   (1) 经常吃   (2) 吃   (3) 很少吃或不吃
8. 你常用洋葱、大蒜或草药来作为调味品并替代一部分食盐吗?
   (1) 经常吃   (2) 吃   (3) 很少吃或不吃
9. 你吃深海中的鱼类,如金枪鱼、三文鱼与沙丁鱼吗?
   (1) 经常吃   (2) 吃   (3) 很少吃或不吃
10. 你吃柑橘类水果,如柚子、橙子或橘子吗?
    (1) 经常吃   (2) 吃   (3) 很少吃或不吃
11. 你将瓜子、花生或其他干果作为零食或放在午餐或晚餐后吃吗?
    (1) 经常吃   (2) 吃   (3) 很少吃或不吃
12. 你吃割去肥肉的红肉或用大豆制品、豆类食物或豌豆作为补充铁的来源吗?
    (1) 经常吃   (2) 吃   (3) 很少吃或不吃
13. 你吃低脂奶类食物,如低脂酸奶或低脂牛奶吗?
    (1) 经常吃   (2) 吃   (3) 很少吃或不吃
14. 你在饭馆进餐时,也吃蔬菜吗?
    (1) 经常吃   (2) 吃   (3) 很少吃或不吃

15. 你在烹调时,用葵花子油、橄榄油或豆油替代猪油或牛油吗?

    (1) 经常用　　　　(2) 用　　　　(3) 很少用或不用

16. 你饮用水果汁或蔬菜汁吗?

    (1) 经常吃　　　　(2) 吃　　　　(3) 很少吃或不吃

选择:

- 答案(1),得分:2分。
- 答案(2),得分:1分。
- 答案(3),得分:0分。

结果:

- 分数 0~10 分:表明食物选择有问题。必需仔细检查你的膳食,并选择所提问题中分数高的食物作经常食用。这一改变不宜急于求成,应逐步改变。

- 分数 11~21 分:表明食物选择基本是对的,但还可以做得更好。你最好每天都选择或大部分选择吃分数最高的食物。

- 分数 22~32 分:表明你的膳食中的营养素已经相当好了,一般不必再补充维生素或保健食品,并且希望你能保持下去。

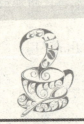

慢性疾病饮食治疗巧安排

 联合发病的"富贵病"

近年来,流行一个时髦的词汇"富贵病",指包括肥胖、糖尿病、高血压、高脂血症、痛风(高尿酸血症)、脂肪肝等在内的一系列慢性疾病。

应该说,"富贵病"并不是一个合适的称谓,其所谓"富贵"者,更多的是代表不合理的生活方式,包括饮食不均衡、很少运动、工作精神压力大、心理失衡、酗酒、吸烟等因素的综合作用。不良的生活方式可以致病,同时良好的生活方式可以防病和治疗疾病,这两点可以说是近些年来医学界的共识。可惜的是,专业人士的共识尚未真正成为普通大众的共识,很多人还在继续着他们原先不良的生活习惯和方式,并已经、或正在、或即将为此付出巨大的代价。请看看下面这些令人不安的调查数据。

2004年国务院新闻办公室公布的《中国居民营养与健康状况调查》的结果显示,我国的高血压、高血糖、高血脂患病人数在迅速上升。

- 成人高血压患病率为18.8%,估计全国患病人数达1.6亿多。与1991年相比,患病率上升了31%,患病人数约增加7 000多万人。

- 高血脂的患病率为 18.6%，估计患病人数达到了 1.6 亿。
- 大城市 20 岁以上糖尿病患病率由 4.6% 上升到 6.4%，中小城市由 3.4% 上升到 3.9%。全国目前糖尿病的患病人数为 2 000 多万，另有近 2 000 万人空腹血糖异常。

英国著名的 Lancet 医学杂志的研究报告更是明确提出，2000 年全球早逝群体中有 47% 源于饮食失衡。与之相反，如果我们真正建立起以合理膳食为基础的健康生活方式，全球人均寿命将在今天的基础上平均增加 9 岁，其中，发达国家平均增加 4 岁，而包括中国在内的发展中国家则可增加近 16 岁！

从表面上看，肥胖、糖尿病、高血压、高脂血症、痛风（高尿酸血症）、脂肪肝等慢性疾病，有"各自不同"的发病机制和病理变化。然而，当我们从实质上分析，上述疾病从某种角度看实际上是一回事：大多以肥胖或体重超标为基础，并且患有其中一种疾病者，患其他疾病的风险增大很多倍。

请看这样一组统计数据：2004 年对中国的调查显示，在北京市各大医院心内科纠正的高血压、高脂血症和冠心病患者中，25% 的病人同时伴有糖尿病；而在众多的糖尿病患者中，仅有不到 10% 是单纯的糖尿病，而 40% 的合并高血压或高脂血症中的一项，50% 的患者同时合并高血压和高脂血症。

因此，对其中任何一种疾病的预防，均应从对上述疾病联合预防的角度加以考虑，才能收到良好的效果。

什么是"代谢综合征"

医学上，将以胰岛素抵抗为病理基础的多代谢症候群，包括肥胖、高血糖、高血压、高脂血症、高尿酸、脂肪肝等称为"代谢综合征"（旧称"X 综合征"）。其中，血三酰甘油（甘油三酯）增高、向心性肥胖和糖耐量低减构成三大危险因素。

代谢综合征早在1988年即被描述,并已明确是糖尿病和心脏病的先兆。目前,代谢综合征的发病率呈现全球性增高趋势。据统计,美国、日本、法国、意大利和英国目前共有1.15亿代谢综合征患者。据美国第三次国家健康和营养调查研究结果证实,23%的美国成年人患有代谢综合征(总人数高达3 600万)。其中,84%为肥胖、76%伴有高血压、75%为高密度脂蛋白(HDL)降低、74%出现三酰甘油增高、41%出现血糖增高和糖耐量低减等。

在中国等发展中国家,代谢综合征的发病也呈现逐年增高的趋势。据上海对2 776例20岁以上成年人调查结果显示,在成年人中,超重29.5%、肥胖4.3%、高血压58.4%、高胆固醇血症21%、高三酰甘油29.3%、有代谢综合征者10.2%。在血糖正常的人群中,10%成年女性、15%成年男性有代谢综合征表现。

"糖尿病就是心血管疾病"

很多研究均显示,多数心血管疾病患者或高危人群伴有糖代谢异常,虽然他们不一定表现为临床糖尿病,并因此常被心内科大夫所忽视,但实际上在此阶段病人已经表现出血脂异常、高血压等危险因素,并由此导致心血管损害。所以,在本世纪初,美国心脏病学会和美国糖尿病学会就明确指出"糖尿病是心血管疾病"的观点,如今已被广泛接受。在刚刚结束的2004年度欧洲心脏病学会和欧洲糖尿病研究学会联合会议上与会专家们提出,临床上已经诊断的2型糖尿病仅仅是浮出水面的冰山一角,更大的隐患在于包括肥胖、高血脂、高血压等在内的代谢综合征。研究已经明确,代谢综合征所伴有的每个危险因子都具有独立的作用,合并在一起则产生协同放大的效果。

因此,对于上述慢性疾病的治疗,必须超越传统的单纯"降糖"、"降脂"等措施,而应基于对代谢综合征的整体治疗,将各种情况综合考虑并采取相应措施。这样做的目的是突出强调对代谢综合征的早期干预以延缓糖尿病、心血管病等的发生和发展。由此凸显心血管疾病和糖尿病等慢性疾病防御前线的进一步前移。

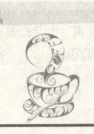

肥胖症：合理饮食开启减肥之旅

对体重的"3个关注"

目前认为，对体重应产生3个方面的"关注"：①关注实际体重和理想体重的"差异"；②关注身体总脂肪（体脂）的数量；③关注身体脂肪在全身的分布状况（体型）。

1. 体重指数和合理体重

实际体重和理想体重的"差异"是判定是否超重或肥胖的重要指标，目前主张采用"体重指数"（BMI）进行实际体重评价。BMI的计算公式为：BMI＝体重（千克）/身高^2（米^2）。2003年公布的适合中国成人特点的BMI的判定标准为：$18.5 \leqslant BMI \leqslant 23.9$ 为正常；$24.0 \leqslant BMI \leqslant 27.9$ 为超重；$BMI \geqslant 28.0$ 为肥胖。BMI的高低与高血压的发病有一定关系。1991年在中国进行的流行病学研究显示，在基线$BMI \geqslant 24$的人群中，高血压的发病率是$BMI < 24$人群的2~3倍。

应承认的是，对很多中老年超重和肥胖的高血压患者而言，达到并维持理想体重往往是件极为困难的事情，但这并不意味着其治疗无望。有很多研究表明，体重越接近正常范围，发生高血压的相对风险就越小。对超重和肥胖的高血压患者而言，合理降低体重，哪怕是一个相对小的幅度（如5千克等），就会对高血压的控制产生益处。

2. 体脂

体重大致由脂肪组织和非脂肪组织构成。其中，身体脂肪的含量占体重的百分比是评价体脂是否超标的重要依据。体脂超标将导致肥胖，并显著增加高血压等慢性疾病发生风险。目前主张，成年男性体脂不超过体重的25%，最高不宜超过体重的30%；成年女性体脂不超过体重的30%，最高不宜超过体重的35%。凡体脂超标者，即便体重总量正常，也应减肥，即减少身体内的脂肪含量。应注意的是，部分称量体重"正常"的高血压患者，可能存在体脂超标的问题。建议定期（半年）进行体脂测定，以明确自己身体脂肪的含量是否超标。目前市面上已有家用型人体脂肪测定仪，可用来测定自己的身体脂肪含量。

3. 体型

体型实际上反映人体的脂肪分布。

有些超重和肥胖患者，其脂肪更多集中于腹部，形成肚子大、四肢相对瘦小的"向心型"或称"苹果型"肥胖，其发生慢性疾病的风险相对于脂肪堆积在下肢和臀部的"鸭梨型"肥胖更大。

可简单测定自己的腰围和臀围，以及由腰围除以臀围计算出的"腰臀围比值"，来判定自己的体型状况。

腰围测量方法为：站立，用软尺在肚脐处绕腹部一周（单位：厘米）；臀围测量方法为：站立，用软尺在臀部最突出处绕臀部一周（单位：厘米）；用腰围（厘米）除以臀围（厘米）即得出腰臀比值。

成年男性腰围大于90厘米，或腰臀比大于0.9；成年女性腰围大于80厘米，或腰臀比大于0.8，则表明脂肪在腹部堆积，需要减少腹部脂肪，以降低发生慢性疾病的风险。

饮食也能减肥

"以瘦为美",似乎又成为今天的审美时尚。"骨感之美"是很多年轻人的追求目标。当人们跌跌撞撞踏上一条漫漫的减肥苦旅时,才发现这条路原来并不好走。

不知从何时起,体重计和减肥药成为许多人必备的两件"宝物",前者是情绪的"晴雨表",后者是梦想的"引航灯"。

但,如果是我,倒愿意送给这些朋友们一个"食物秤"。

毕竟,减肥也好,苗条也罢,人总要吃饭。减肥药再"妙"终不能替代一日三餐。抛开饮食的"文化内涵"不谈,这忍饥挨饿的滋味着实不好受。因此,还是先用一剂饮食处方缓解一下减肥者饥饿的胃肠道吧。或许,在茶余饭后,人们还能发现饮食的妙用——不仅增重,还能减肥!

真可谓"成也萧何,败也萧何"。

减肥饮食的"7减2原则"

减肥饮食,学名为"低能量膳食",与我们平素所说的平衡饮食毕竟不同。

平衡饮食的特点在于"全面、均衡、适度",是指七大营养素——蛋白质、脂肪、糖类、维生素、矿物质、膳食纤维和水,按照标准比例供给,满足人们每日的营养需要。

"低能量膳食"则是在满足蛋白质、维生素、矿物质、膳食纤维和水这五大营养素的基础上,适量减少脂肪和糖类的摄取,所谓"适量"是指摄入量少于每日人体消耗量,两者之差导致能量"负平衡"。

综上所言,我们可以将减肥膳食的特点归结为——"7减2原则"。

饮食减肥贵在坚持

减肥的关键在于坚持。

合理的减肥饮食只有在坚持一个月以上,方能显效。只有坚持半年以上,方能维持疗效。只有坚持一年以上,方能形成习惯,受益终身。

营养学家算过一笔账:如果一个人每日能量负平衡达到200千卡,换言之,其每日消耗的能量超过其摄入的饮食能量达到200千卡(相当于半两粮食产生的能量),1个月后便可降低体重1千克。如此坚持下去,减肥终能成功。

这样看来,减肥似乎并非想象中那么困难。

不幸的是,很多肥胖的朋友在坚持减肥饮食两三周后就放弃了。其中原因很多,部分为自身毅力不强,部分为减肥计划不合理。

饮食减肥从"3+2+1+1+1+1"开始

营养学家经过研究发现,对于很多肥胖者而言,每日摄取1 200千卡的能量是减肥饮食中最常见的能量标准。

1 200千卡能量意味着多少食物?

1 200千卡能量="三两主食,二两肉,一个鸡蛋,一杯奶,一斤蔬菜,一点油"。简称为"3+2+1+1+1+1"。

我们不妨在此提供一套简单实用的1 200千卡的食谱,供减肥的朋友们参考(表5)。

表5　1 200千卡的食谱举例

餐次	食谱内容
早餐7:00~7:30	一杯不加糖的脱脂牛奶(250毫升) 4片苏打饼干(或1片白面包片,约35克) 1个中等大小的煮鸡蛋(约50克)
上午加餐9:30	一个中等大小的新鲜番茄(约200克)
中餐12:00	一两米饭(注意:生米50克煮熟后重量是130克) 清炒茼蒿(茼蒿200克,用植物油5克) 烩鸡片银耳黄瓜(鸡片100克,适量辅料,油10克)
下午加餐15:30	无糖燕麦片25克冲服
晚餐19:00	紫米粥(紫米25克) 醋熘茄丝(茄子100克,植物油10克) 蔬菜色拉(黄瓜50克,胡萝卜50克,生菜50克,切丁切块,用醋、适量色拉酱和盐拌好)

克服饥饿感有奇招

减肥开始后碰到的第一只"拦路虎"就是"饥饿感"。很多朋友就是因为"饥饿难耐"而半途而废。因此,在不增加热量摄入的前提下,选择饱腹作用强的食物,有效克服饥饿感,成为减肥的关键。

这里为减肥的朋友们支几招:

- 坚持"少量多餐"原则,将食物"打散"。
- 多吃绿叶蔬菜,甚至摄入量可以加倍。
- 用不含热量的植物纤维制品魔芋作为主菜,或用魔芋粉冲服。
- 用等热量的粗粮来替代普通的主食,如用一个200克的玉米棒子替代半两米饭。

"减了又肥,肥了再减"怎么办

很多朋友不知不觉中陷入"减了又肥,肥而再减"的怪圈,其原因在于追求"短平快"的效果,忽视长远的效果。

说到底,"减肥"不仅是一个减重过程,同样也是一个改变自身生活方式,建立良好的饮食习惯和运动习惯的过程。

科学合理的饮食习惯和运动习惯将是您一生相伴的良师益友。减肥的药物治疗、手术治疗等手段,虽可在一定时期收到一定效果,但毕竟难以持久,更谈不上终身相随。它们带来的风险更使人们"敬而远之"。

代食解决了减肥大难题

减肥一族经常面临这样的困扰:要美食还是要美貌?代食方式的出现,解决了这个难题。这些食物以假乱真的味道,足以使人忘却它们的本来面目,却几乎不会产生美女们斤斤计较的卡路里和脂肪。目前代食的品种有代糖、代盐、代油等。

1. 代糖:肥胖者和糖尿病患者的福音

甜食的诱惑几乎无人能够抵挡,比如诱人的冰淇淋、美味的奶油蛋糕、令人垂涎欲滴的糖醋排骨等等,然而甜食带来的麻烦也会接踵而至。其中的罪魁祸首就是糖,有人称其为甜蜜的杀手。现代社会的各种富贵病,都或多或少地与它沾点边,瘦身美女们对它更是敬而远之,谁都知道,糖是产生赘肉的始作俑者。

于是,人们急于寻找到一种既有甜味却又不会产生热量的东西。代糖的出现弥补了这个空白,并大有与糖瓜分天下的意味。代糖是任何糖类以外甜味剂的统称,是可以提供甜味的可食用合成化学品,依产生热量与否,可分为营养性代糖和非营养性代糖两大类。

(1) 营养性代糖

在甜度相同的情况下,营养性代糖的使用量仅为我们经常食用的糖(蔗糖)用量的千分之五以下,基本不产生热量。

代表食物:糖精、阿斯巴甜、醋磺内酯钾等。

糖精——这是最早被使用的代糖。许多低糖饮料如低糖可乐、果冻、水果罐头都经常使用,这种人工合成的代糖甜度是蔗糖的300~400倍,所以用量很小,加上人体无法代谢吸收,因此不会产生热量,糖尿病人以及体重过重者可放心食用。

阿斯巴甜——这是最常用的代糖,也是所有代糖中口感最好的,许多餐厅所附的糖包、餐桌上的甜味料、咖啡店里提供的小袋糖,都是用的阿斯巴甜。因为其加热后,甜味会被破坏,所以多用于各类冷饮、果冻、布丁、奶制品等食物。对减肥者来说,阿斯巴甜是首选代糖,因为它的热量是所有代糖中最低的。

(2) 非营养性代糖

同等甜度下,非营养性代糖的使用量不超过蔗糖的2%,它们具有一定热量,但人体吸收较差,故热量的摄取减少了许多。

代表食物:糖醇,主要有山梨醇、甘露醇、木糖醇等。

糖醇类的代糖与蔗糖相比,甜度稍低,不受牙齿中的蛀虫垂青,所以这类代糖的最大优点就是不会产生蛀牙。糖醇类代糖常用于口香糖和某些糖果中。由于它不易被吸收,糖尿病患者食用后不会立即影响到血糖值。

注意事项:现有的甜味剂和代糖食品并不具备降糖药物的疗效。有些糖尿病朋友误以为只吃某种代糖食品就可以达到降低血糖的目的,并因此放弃药物等其他治疗,结果适得其反,甚至会导致严重的后果。因此,应强调的是,代糖的基本作用是在不影响血糖的条件下改善口感,但对糖尿病的治疗没有直接作用。

2. 代盐：肾病和水肿的克星

盐是我们生活中不可或缺的调味品，时常左右着我们的味觉，一旦缺少了它，我们会觉得生活仿佛都淡而无味了。但是，一味追求盐所带来的咸鲜口感，会给你的身体招致不必要的烦恼，面部水肿、慢性肾炎、高血压、心脏病等都是摄取过量盐的产物。

在欧美、日本等发达地区和国家，早已用低钠盐、代盐等商品取代传统的食盐（氯化钠），以达到人体尽可能地少摄取钠的目的。所谓代盐，就是利用氯化钾取代一般的食盐（氯化钠）。已有充分的证据显示，高钾及低钠含量的食品对高血压的控制有极大的帮助，每日摄取钾元素3.5克以上，不仅可降低血压，而且对血管损害及中风也有防护作用。高钾盐的另一个显著功能，就是可以克服钠盐过多所带来的肾炎和女性的水肿症状。

注意事项：肾脏功能不全，出现少尿的患者，食用代盐后往往会使血钾增高，并因此严重威胁患者的安全。在这种情况下，可少量食用一般的食盐（氯化钠），对病情严重者，可完全停用各种盐类，可辅以食醋以佐味。

3. 代油：可降低胆固醇

代油是指人造黄油，或称人造奶油。在20世纪60～70年代，人们注意到猪油、牛油等各类动物性油脂可导致心脑血管疾病的发病率增高，就将各种动物油脂视为严重威胁人体健康的"杀手"，并开始研制人造脂肪予以替代。

人造脂肪的结构式与天然脂肪相反，被称为"反式脂肪酸"。人们的设想是，用反式脂肪替代"顺式"的天然动物脂肪，以便在保留脂肪固有风味的同时，避免对心血管系统产生有害影响。此后，人造脂肪广泛应用于食品加工业，其口味也得到人们的认同和喜爱。

然而，近来的一些研究却发现，人造脂肪对心脑血管系统同样可产生有害的影响，在某些时候，其害处甚至高于天然动物脂肪。因此，一些国家已经开始限制人造脂肪的应用，并要求食品标签上应特别注明人造脂肪的含量。

注意事项：不论是天然脂肪还是人造脂肪，在提供能量方面是相同的，即每克脂肪（人造或天然）均可提供 9 千卡的能量。因此，对于肥胖症、高脂血症、糖尿病、胆囊疾病等患者，在选用时仍应慎重。由于人造脂肪的安全性尚有争议，因此，即使对健康者，过多地食用人造黄油或人造奶油似也不妥。

小儿肥胖的营养对策

全国范围的多项调查资料显示，近年来，我国儿童肥胖症的发病率呈明显升高趋势：1986 年城市儿童单纯性肥胖率为 7％～9％，而 1993 年已增长到 15％；北京市 1986 年 7～18 岁青少年肥胖症发病率为 3.28％，1990 年为 11.25％；2004 年，中国儿童的肥胖率平均值达到 8.1％，比 10 年前翻了一番。在这 10 年间，女孩肥胖率从 7.6％上升到 10.0％，而男孩肥胖率从 2.7％增长到 5.2％。

"小胖墩"越来越多，已成为不争的事实。那么，"小胖墩"有什么危害？我们又有什么对策？

1. 儿童肥胖的主要原因

小儿肥胖有一定的遗传基础，但更主要的原因是吃得过多，同时缺乏运动。一般来说，肥胖儿童食欲极佳，食量大大超过一般孩子，且喜欢淀粉类、油脂类、含脂肪高的肉类等食品，而不喜欢蔬菜、水果等清淡食品。其摄入的热能超过需要量，使剩余的热能转化为脂肪积聚在体内。此外，遗传因素及某些疾病，如内分泌功能异常、神经系统疾患及代谢紊乱等因素，均会导致肥胖病。

2. 儿童肥胖的主要判断标准

首先，应计算孩子的理想体重，可按以下的简便公式进行：

(1) 1～6个月：体重(克)＝出生体重(克)＋月龄×600

(2) 7～12个月：体重(克)＝出生体重(克)＋月龄×500

(3) 大于1岁：体重(千克)＝年龄(岁)×2＋8

一般超过正常体重10%者为超重，超过20%以上、同时脂肪百分率超过30%者为肥胖。

3. "小胖墩"隐藏大危害

(1) 肥胖≠生长发育良好

"孩子越胖越健康"的观点是错误的。

儿童肥胖可以给生长发育带来一系列的问题：小儿早期发胖会使开始行走的时间推迟；因为体重过重，加上缺钙，容易发生膝内翻(X形腿)、膝外翻(O形腿)及扁平足等畸形；早期发胖还可以使生长加速，尤其是骨骼的生长变快，导致骨年龄提前，然而这样有可能导致骨发育过早停止，骨骺过早关闭。

(2) 小胖墩＝高脂肪＋低智商

对小学中部分肥胖学生的学习成绩和智力水平的调查发现——肥胖儿童的总智商低于普通儿童。

- 在某些肥胖儿，可能由于肥胖导致的呼吸困难、血液黏稠度增高，以及红细胞携氧能力下降，脑细胞可以出现不同程度的缺氧，造成患儿嗜睡、记忆力减退、对外界刺激反应迟钝，进而影响智力发育。

- 另外一个很重要的是心理因素，肥胖儿的行动相对笨拙，容易产生自卑、抑郁心理，他们在集体活动或游戏中往往处于不利地位，甚至采取退缩态度，结果肥胖儿得到的行为锻炼就相对较少，也使得智力发育不如正常儿童充分。

(3) 小胖墩易患成人病

- 肥胖少年儿童易出现高血压、脂质异常症及糖代谢异常，严重的可以表现为2型糖尿病，从而加速动脉硬化的形成，使得成年后心脑血管病发病提前。

- 肥胖可能导致少年儿童呼吸困难,更加容易发生肺炎、支气管炎,严重的甚至出现睡眠呼吸暂停综合征,睡着后每次呼吸之间的间隔时间延长,造成缺氧,白天就会总是嗜睡,精神萎靡不振。
- 肥胖可致脂肪肝、胆石症以及发育异常,等等。
- 肥胖还对儿童造成心理方面的消极影响。肥胖的孩子更多地表现出抑郁和自卑感,而且胖孩子的智能水平总的来讲要低于正常体重的孩子。
- 肥胖儿童更加容易在成年期发生肥胖。而且这些自幼肥胖者,比起成年后才发胖的人来,患并发症及死亡的机会都明显增高。

4 如何预防小儿肥胖

(1) 早行动,早预防。家长应认识到发胖对孩子们的危害,让孩子们建立良好的饮食习惯,预防发胖。

(2) 加强体育锻炼。许多肥胖儿童,并不比正常儿童吃得多,而主要是活动比其他孩子少。所以要减轻体重,增加运动消耗是重要的。应鼓励他们多参加集体活动,多散步,尤其是游泳、打球等,对于减轻和预防肥胖是非常有益的。应充分利用孩子好奇心强和争强好胜的特点,选择适合儿童特点的运动项目,激发孩子的热情。家长应和孩子一同锻炼,并进行指导,使孩子持之以恒,养成习惯,是督促孩子锻炼身体的好方法。

(3) 培养良好的进食习惯。肥胖有一定的遗传性,但是更多的是"遗传"父母不良的饮食习惯,这一点应引起家长的充分重视。适当限制高脂肪、高单糖类的食品(如各类奶油点心、甜食、含糖碳酸饮料等),多吃蔬菜、水果,少吃零食,餐前不喝甜饮料等,都应注意指导孩子做到。

(4) 有节制地看电视、用电脑。餐后看电视、玩电子游戏、吃零食等不良习惯,都是肥胖的原因。看电视太多,沉迷于电子游戏都会对健康不利,容易导致儿童肥胖。

(5) 哺乳期的婴儿应尽量母乳喂养,可能会预防肥胖的发生。

5. "小胖墩们"如何控制饮食

肥胖儿减肥的基本原则是不妨碍其生长发育,不影响其正常的学校生活和日常生活。

(1) 肥胖症儿童每日热能摄入,应限在标准摄入量以下。婴儿期如体重增长过快,要设法减慢增长速度,使之符合正常生长速度。婴儿0~6个月龄每日热量摄入不要超过120千卡/千克体重;7~12月龄每日不超过100千卡/千克体重,7~12月龄标准体重应为8.4~9千克。

肥胖、超体重婴儿每日奶量若超过900毫升时,要逐渐减量或加水稀释,不可喂浓缩奶,牛奶中脂肪量最好不超过2%。

(2) 供给的营养量,要考虑到儿童的基本营养及生长发育需要。限热能膳食以降低脂肪量为主,其次为碳水化合物。由于蛋白质对于孩子神经系统的发育及身体的成长都是必不可少的,所以不应减少蛋白质的量,甚至供给要稍高些,每日一般不低于1.5~2克/千克体重。

(3) 保证维生素及矿物质供应。膳食的供给可多采用含热量低而含蛋白质、无机盐及各种维生素丰富的食品,如瘦肉类、牛奶、鸡蛋、鱼、蔬菜、水果等。

(4) 体重不能减轻过快,当体重达到超出正常体重的10%左右时,即可不必进行太严格的饮食控制。

(5) 设法满足食欲,不致发生饥饿感,故应选择热量少而体积大的食物,如芹菜、笋、萝卜等。

(6) 饮食要清淡少盐。

6. "小胖墩们"的食物选择

为了便于儿童进行饮食控制,可形象地用红、黄、绿3种颜色食物作为控制的信号,就像路口的红绿灯一样,将食物分为红灯食品、黄灯食品和绿灯食品3种。

(1) 红灯食品——如奶油蛋糕、糖果、冰淇淋以及所有的油炸、油煎食品,都是危险性食物,每周不能超过 3 次,每次量也不宜过量。

(2) 黄灯食品——包括瘦肉类、蛋类、奶制品以及主食类食物,可以适量食用,但是不能过多,以每日不超过 4 两为宜。

(3) 绿灯食品——包括各种水果、蔬菜,可以大量食用,但要注意炒菜要少放油脂。每日进食 500 克(1 斤)蔬菜和 2 个水果应成为肥胖儿饮食的重要构成。

这种做法可以提高孩子们对新饮食的兴趣,有助于他们更好地执行。

此外,在饮食控制的基础上,积极的体育锻炼,可以收到极好的效果。但是,应注意运动的趣味性,而且注意适应孩子的体力与耐力,不能过于强求。

7. 儿童应如何进行运动减肥

少年儿童进行减肥运动,需在家长或老师的指导和监护下进行。

(1) 应充分照顾和调动孩子的兴趣,使其乐于接受,从而达到更好的锻炼效果,并持之以恒。

肥胖儿童可能因为动作不够灵活,使其对某种运动的掌握较其他孩子稍缓慢,这时需要家长和老师给予他们细心的呵护,应根据孩子的兴趣选择安全有效的运动形式,如跑步、踢球、游泳、做减肥操等均可。

(2) 在少年儿童进行减肥运动时,家长或老师应多给孩子以鼓励,特别要照顾孩子微妙的心理感受和变化。

一些肥胖儿童在幼儿园、学校或其他集体场合,有时会被取笑,使其产生某种心理障碍,不愿参加集体活动,不愿与其他孩子交往,从而大大降低了参加体育运动的兴趣,甚至会影响其性格的健康发展。

(3) 锻炼的时间并不需要固定,可选在早晨,亦可根据孩子的习惯选在晚上 6 点至 8 点进行。要遵循循序渐进的原则,1 个月为一周期,待孩子适应后,逐步增加运动量。

（4）对孩子的每一点进步都应给予充分的鼓励。在进行减肥运动时,孩子们的日常活动仍可照常进行。

（5）家长和老师切不可求之过急,更不应强迫孩子进行他们不愿或不宜进行的运动,或给孩子定出这样那样不切实际的减肥"目标"。否则,会适得其反,不仅难以达到减肥的目标,而且可能对孩子的身心健康造成不利影响。

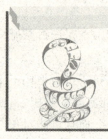

高血压：合理饮食让高血压"低头"

改善饮食习惯，让高血压"低头"

当今社会，高血压已经成为常见病和多发病，在我国发病率有逐年增高的趋势。高血压带来的心、脑血管并发症给人们带来身体的痛苦和经济的负担。面对高血压，很多人不知所措，认为只要吃了降压药就可以根治高血压，甚至有人只有感觉难受时才吃药。其实，科学地治疗高血压是需要从生活习惯、饮食方式、精神因素、药物等多方面进行综合治疗，才能收到事半功倍的效果，否则会因为某一方面的不足而影响整个治疗。在这些因素中，饮食因素是高血压病友最容易忽略但又最容易改正的治疗。所谓"药补"不如"食补"，只要您做到以下几点，就可以通过"吃饭"让高血压"低头"。

1. 定时定量，少食多餐

吃饭不宜过饱，饭后适当活动。高血压多发生于老年人和肥胖者，吃饭七成饱可以减轻胃肠的负担，使体重保持在理想范围以内。这对控制血压和血脂的升高以及改善患者的自觉症状很有好处。

2. 适当摄入低脂肪、优质蛋白质食物

每日脂肪的摄入不超过 50 克,在限量范围内选择富含不饱和脂肪酸的油脂和肉类,它们可能会减少动脉硬化的发生,对增加微血管弹性、预防血管破裂、防止高血压并发症的发生有一定作用。

3. 限制蛋白质摄入量

高血压病人每日蛋白质的量为每公斤体重 1 克为宜,例如:60 千克体重的人,每日应吃 60 克蛋白质。其中植物蛋白应占 50%,最好用大豆蛋白,大豆蛋白可以降低血浆胆固醇浓度,防止高血压的发生发展。每周还应吃 2～3 次鱼类蛋白质,可改善血管弹性和通透性,增加尿、钠排出,从而降低血压。平时还应多注意吃含酪氨酸丰富的食物,如脱脂牛奶、酸奶、奶豆腐、海鱼等,如果高血压合并肾功能不全时,应限制蛋白质的摄入。

4. 多吃含钾丰富而含钠低的食物

如土豆、芋头、茄子、海带、莴笋、冬瓜、西瓜等,钾能促使胆固醇的排泄,增加血管弹性,有利尿作用,有利于改善心肌收缩能力。选用含镁丰富的食品,如绿叶蔬菜、小米、荞麦面、豆类及豆制品,镁盐通过舒张血管达到降压作用。

5. 多选用含钙高的食物

如奶制品、豆制品、海产品、绿色蔬菜等,对于血管有保护作用,并有一定的降压功效。

6. 膳食宜清淡

每日食盐的摄入量应在 5 克以下或酱油 10 毫升,可在菜肴烹调好后再放入盐或酱油,以达到调味的目的。也可以先炒好菜,再醮盐或酱油食用。在注意减少钠盐的同时,应注意食物中的含钠量,例如挂面含钠较多。蒸馒头时,避免用碱,应改用酵母发面。可

用食盐代用品如无盐酱油等，都有利于高血压病患者。

7. 限制含胆固醇高的食物

如动物内脏、肥肉、鱼子、蛋黄、乌贼鱼等。胆固醇限制在每日300毫克以下。如果长期进食高胆固醇的食物，可能导致高脂血症，使动脉内脂肪沉积，加重高血压的发展。

8. 忌食用兴奋神经系统的食物

如酒、浓茶、咖啡等，可能加重内脏的负担，对高血压不利。少吃肉汤类，因为肉汤中含氮浸出物增加，能够促进体内尿酸增多，加重心、肝、肾的负担。

高血压病患者应注意清晨饮水

科学研究和实践证明，老年人及心血管病患者每天早晨喝1杯温开水，并且做到持之以恒，对健康有如下好处：

- 利尿作用：清晨饮水15～30分钟后就有利尿作用，这种作用迅速而明显。
- 帮助排便：清晨饮水可预防习惯性便秘。由于胃肠得到及时的清刷，粪便不会淤积干结，因而不易发生便秘。
- 排毒作用：我国大多数人有晚餐丰富的习惯，因此晚餐动物蛋白质及盐分进入体内也相对较多。动物蛋白质在体内分解代谢，都会产生一定的毒性物质，应尽快排出体外。而绝大部分人不愿晚上多喝水，怕影响睡眠，以致使尿液浓缩，有害物质重吸收，所以早晨起床应及时饮水，以便促进排尿。
- 预防高血压、动脉硬化：目前认为，动脉硬化的发生与食盐中的钠离子在血管壁上沉积有关。若在早晨起床后马上喝杯温开水，可把头天晚餐吃进体内的氯化钠很快排出体外。

平时饮水多,爱喝茶的人高血压、动脉硬化发病率就低;反之,早晨吃干食,又无喝水习惯的人,到老年高血压、动脉硬化发病率就会相对增高。

地中海饮食与高血压

长期以来,地中海地区居民的饮食一直被认为是健康饮食。其实,这是一个见仁见智的问题,因为并没有一种固定的、典型的地中海饮食模式。地中海沿岸的国家共有 16 个。其中的 4 个国家已有资料佐证了饮食模式与健康之间的关系。它们都是南欧国家:意大利、希腊、西班牙和法国。第二次世界大战后,越来越多的证据证实了地中海地区居民的长寿与饮食之间的关系。然而,正如世界上其他地方一样,饮食模式已发生了明显的改变。近年来,由于欧盟的食物和营养政策对其成员中的影响,这种变化更加明显了。地中海居民饮食的特点向来以素食为主,如各种糊状食物、橄榄油拌绿叶蔬菜、各种时令蔬菜,且常吃奶酪、餐后食用水果,并饮用葡萄酒。而北欧人则食用更多的肉类和奶制品,甜品则以蛋糕、布丁和馅饼为主。西班牙的研究报告指出:地中海地区居民饮食模式正在改变。近年来,西班牙人的膳食中明显地增加了肉类、奶类制品、鱼和水果,而橄榄油、糖和富含碳水化合物的食物则明显减少,脂肪和饱和脂肪的摄入均增加了许多。

很多流行病学研究显示:饮食与冠心病、糖尿病、高血压、脑血管疾病和肥胖症等有着密切的关系。然而,西班牙的研究却提出了不同的论点:1976～1990 年期间,饮食模式在改变,但是男性和女性的冠心病发病率在下降,中风的死亡率也下降。这可能是一些其他的因素促进了健康水平的提高,如良好的医疗服务、膳食中鱼和水果的增加、高血压控制的改善以及吸烟的减少等。由此可见,饮食模式仅是影响健康的因素之一,所以须综合评估。一般所推荐的饮食模式,是指30～40年前以地中海盛产橄榄地区的膳食为基础的,即低饱和脂肪(只占总能量的8%),而总的脂肪能量仅占总能量的25%～35%,并多摄取单链或长链的不饱和脂肪酸、食物纤维和抗氧化剂等微量营养素。

高血压患者可用食物

- 富含钾的食物:蔬菜、水果、土豆、蘑菇等。
- 富含钙、维生素和微量元素的食物:新鲜蔬菜、水果、瘦肉等。
- 富含优质蛋白、低脂肪、低胆固醇食物:无脂奶粉、鱼类、豆制品等。

高血压患者禁用/少用食物

- 高钠食物:咸菜、榨菜、咸鱼、咸肉、腌制食品、火腿、加碱或发酵粉、小苏打制备的面食和糕点。
- 高脂肪、高胆固醇食物:动物内脏、肥肉、鸡蛋黄、松花蛋等。
- 辛辣有刺激性的调味品:浓的咖啡、茶和肉汤等。

高血压食谱举例(一)

早餐:大米粥(大米50克),发糕(面粉50克+白糖5克),黄豆拌菠菜(黄豆20克+菠菜30克)。

加餐：水果 250 克。

午餐：米饭(大米 100 克)，瘦肉片芹菜豆腐干(瘦肉 50 克＋芹菜 100 克＋豆腐干 50 克)，肉丝海带汤(瘦肉丝 25 克)。

加餐：脱脂牛奶 250 毫升＋苏打饼干 4 片。

晚餐：二米粥(大米 25 克＋小米 25 克)，花卷(面粉 25 克)，清蒸平鱼(鱼肉 100 克)，素炒小白菜(小白菜 150 克)。

全日用植物油：20 克。

全日用食盐：4 克。

 ## 高血压食谱举例(二)

早餐：小米粥(小米 50 克)，馒头(面粉 25 克)，鸡蛋清一份(35 克)。

加餐：水果(鸭梨 100 克)。

午餐：清蒸鱼(鲫鱼 100 克)，素炒油菜(油菜 200 克)，米饭(大米 100 克)。

加餐：水果(苹果 200 克)。

晚餐：肉末豆腐(瘦猪肉末 50 克，北豆腐 100 克)，拌黄瓜(黄瓜 100 克)，拌番茄(番茄 100 克，白糖 10 克)，米饭(大米 100 克)。

加餐：牛奶(维生素 AD 鲜牛奶 250 毫升)。

全日烹调用油：25 克。

全日用食盐：4 克。

 ## 高血压食谱举例(三)

早餐：大米粥(大米 25 克)，素包子(面粉 50 克，鸡蛋 30 克，韭菜适量),鹌鹑蛋30克(带壳)。

午餐:烧平鱼(80克),油5克;炒小白菜(150克)豆腐(100克),油5克;炝莴笋丝(100克);面粉260克(熟重)。

下午加餐:苹果200克(可换主食半两)。

晚餐:清炒肉丝(生重50克);炒木耳(干10克)白菜100克,油5克;烧冬瓜(冬瓜150克)加香菜少许,油5克;两面窝头(玉米面白面50克);红豆粥(红豆加米25克)。

睡前:牛奶250毫升,苏打饼干4片。

全日烹调用油:25克。

全日用食盐:4克。

 ## 高血压食谱举例(四)

早餐:豆浆400毫升,蒸蛋羹(带壳60克),芝麻火烧75克(熟重)。

午餐:拌荞麦面条105克(生重);炒肉丝扁豆丝(瘦肉25克,扁豆100克),油10克;炒干丝青蒜(豆腐干25克,青蒜100克),油5克;生黄瓜条(黄瓜100克)。

下午加餐:雪花梨200克(可换主食半两)。

晚餐:清炖鸡块大白菜(鸡肉70克,大白菜100克);炒木耳青菜(干木耳10克,青菜150克),油5克;拌心里美萝卜(心里美萝卜50克);米饭(大米75克)。

睡前:牛奶250毫升,烤馒头片(馒头35克)。

全日烹调用油:25克。

全日用食盐:3克。

高血压食谱举例(五)

早餐:牛奶250毫升,金银卷(面粉50克),黄瓜拌南豆腐(黄瓜50克,南豆腐150克)。

午餐:清炒肉丝茭白(瘦肉50克,茭白100克),油10克;炒丝瓜(丝瓜150克),油5克;番茄150克生食;米饭(大米100克)。

下午加餐:西瓜2小块(带皮重量约600克)。

晚餐:炖肉片扁豆(瘦肉25克,扁豆150克),油5克;拍拌黄瓜(黄瓜100克);玉米面窝头(玉米面50克);馄饨(面粉25克,肉末25克)。

全日烹调用油:25克。

全日用食盐:3克。

高血压食谱举例(六)

早餐:豆浆250毫升,烤面包片2片(约70克),苹果酱少量,煮鸡蛋1个(50克)。

上午加餐:酸奶1杯(120毫升),苏打饼干3片。

午餐:氽丸子冬瓜(瘦猪肉100克,冬瓜150克),番茄菜花(番茄100克,菜花200克),米饭(大米100克)。

下午加餐:水果1份(300克)。

晚餐:肉片鲜蘑(瘦猪肉50克,蘑菇150克),小白菜豆腐丝(小白菜150克,豆腐100克),馒头(面粉50克)。

全日烹调用油:25克。

全日用食盐:3克。

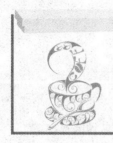

高脂血症患者的营养锦囊

 认识高脂血症

高脂血症是指血浆胆固醇和(或)三酰甘油(甘油三酯)浓度增高。高脂血症是脂蛋白紊乱的标志。其中包括：
- 高胆固醇血症：仅有血胆固醇含量增高，而三酰甘油含量正常。
- 高三酰甘油血症：仅有血三酰甘油含量增高，而胆固醇含量正常。
- 混合型高脂血症：血胆固醇和三酰甘油含量都增高。

小贴士：血脂控制标准

1. 血浆总胆固醇：
理想值 <5.2 mmol/L(200 mg/dl)
临界值 (5.2～6.2 mmol/L)(200～239 mg/dl)
过高值 >6.2 mmol/L(240 mg/dl)

2. 低密度脂蛋白胆固醇：
理想值＜3.38 mmol/L(130 mg/dl)
临界值 3.38～4.13 mmol/L(130～159 mg/dl)
过高值＞4.16 mmol/L(160 mg/dl)
3. 血浆三酰甘油(甘油三酯)：
理想值＜1.7 mmol/L(150 mg/dl)
临界值 2.83～5.65 mmol/L(250～500 mg/dl)
过高值＞5.65 mmol/L(500 mg/dl)
4. 高密度脂蛋白胆固醇：
理想值＞1.30 mmol/L(50 mg/dl)
临界值 0.91～1.30 mmol/L(35～50 mg/dl)
危险值＜0.91 mmol/L(35 mg/dl)

 膳食脂肪对血脂和血压的影响（表6）

表6 膳食脂肪对血脂和血压的影响

膳食脂肪的种类	HDL(好)胆固醇	LDL(坏)胆固醇	血压	血块形成概率	LDL胆固醇氧化程度
饱和脂肪：多脂肉类、黄油、蛋、乳酪、全脂奶制品	不会减少，可能增加	增加	可能增加	可能增加	不变
反式脂肪酸：油酥、油煎炸食品，街上一般的馅饼或小吃	减低	增加	效果不清	不变	效果不清
Ω-6 油类：玉米油、红花油及葵花籽油	减低	减低	可能增加	可能增加	增加
单不饱和脂肪：橄榄油、加拿大油菜籽油、高油酸红花油、高油酸葵花籽油	可能增加	降低	可能降低	不变	降低
Ω-3 油类：鱼油、加拿大油菜籽油、亚麻籽油	可能增加	能降低或轻微增加	降低	降低	不变

糖类对血脂的影响

糖对血脂的影响与其种类有关。单糖和双糖,如果糖、蔗糖等可使血清三酰甘油含量增高,特别是肥胖或已有三酰甘油增高的个体更为明显。在一些脂肪摄入较高的国家和地区,当糖类的用量增加时,冠心病的发病率也增高。临床上有人报告,冠心病患者中糖引起的高脂血症最为多见。动物实验和人体观察表明,当蛋白质缺乏时,摄入过量的糖极易在肝脏中转化为三酰甘油而堆积起来,以致形成脂肪肝。临床上还可见到不少肝病患者,由于长期营养不当,如进低蛋白、高糖、高脂肪饮食,以致形成严重的高三酰甘油血症(多数为高脂蛋白血症Ⅳ型,少数可为Ⅴ型)和冠心病。

国外调查显示,每天食用糖的数量,应控制在50克以下。很多食品含有较多的糖,如一瓶汽水含糖量在20克左右,一盒冰激凌的含糖量是10克,一块奶油点心的含糖量是30克,低度的酒类含糖量为5%~10%,还有奶粉中的糖,咖啡要放糖。由此可见,每天控制进食50克糖,还须精打细算。最好是不吃糖果,少吃点心,做菜也尽量少放糖。

蛋白质对血脂的影响

蛋白质与脂质代谢和动脉粥样硬化的关系,尚未完全阐明。近年来,大量的报告指出,食用植物蛋白较多的地区,高脂血症和冠心病的发病率较食用动物蛋白较多的地区显著降低。动物及人的试验还表明,用大豆蛋白完全代替动物蛋白可使血胆固醇含量显著降低。临床上用大豆蛋白治疗高胆固醇血症患者收到良好效果。据认为这可能与其中的氨基酸组成有关。

维生素对血脂的影响

维生素与脂代谢和动脉粥样硬化有一定的关系,其中较受重视的是维生素 C。已知它在维持血管壁的完整及脂代谢中起重要作用。长期服用维生素 C 对大鼠、家兔和豚鼠的实验性动脉粥样硬化有预防作用。对肝脏和肾脏的脂肪浸润也有一定的保护作用。临床中大剂量维生素 C 对治疗部分高胆固醇血症有一定效果。维生素 B_6 与构成动脉壁的组织介质(酸性黏多糖)的代谢以及脂代谢中重要的酶类(脂蛋白脂酶)的活力有关。生物体在维生素 B_6 存在的情况下,能将亚油酸转变为多不饱和脂肪酸,如花生四烯酸,后者为前列腺素合成的重要前体。当猴子的饲料中缺乏维生素 B_6 时,可诱发动脉粥样硬化。维生素 B_6 广存于许多植物,尤其是谷物的外皮之中,进食正常饮食的人一般并不缺乏。近年来,有关维生素 E 的抗氧化、抗衰老和抗凝血等作用已引起人们的重视,但对它是否有降血脂和提高 HDL-胆固醇作用则仍属怀疑。维生素 E 常与不饱和脂肪酸一起存在于自然界,尤其是油料作物的种子之中,起着天然的抗氧化作用。

膳食纤维对血脂的影响

不同类型的纤维,对脂代谢的影响不尽相同。动物实验表明,纤维素的作用很小,而果胶则可引起大鼠肝脏胆固醇含量的降低,人体观察也显示其具有很好的降血胆固醇作用。此外,紫花苜蓿已在多种动物身上证明其有显著的降胆固醇作用。食物纤维在防治动脉粥样硬化和冠心病方面的有益作用,可能与其相对减少食物热量摄入、缩短食物通过肠道时间、增加胆酸的排泄等有关。

鸡蛋与高脂血症

鸡蛋是营养丰富的食物,每个鸡蛋含蛋白质5～6克,且绝大部分是白蛋白,同时还含有5～6克脂肪、30毫克钙、1.5毫克铁、720国际单位的维生素A及维生素B等。因此,鸡蛋历来是餐桌上的佳品。但是,鸡蛋黄的胆固醇含量较多,每个鸡蛋黄约含300毫克胆固醇,相当于成年人一天胆固醇的需要量。因此,人们担心高脂血症患者吃鸡蛋会加重冠心病。其实这种担心是不必要的,因为蛋黄中除含胆固醇外,还含有十分丰富的卵磷脂,而卵磷脂可以使胆固醇酯化,使之变得稳定而不容易沉积在血管壁上。美国的营养学家给动脉硬化患者服卵磷脂治疗,3个月内患者的胆固醇从1 000毫克下降到186毫克。美国学者曾对116名32～63岁血脂正常的男子进行试验,半年中他们每天吃2个鸡蛋,6个月后血脂仍在正常范围内。英国科研人员的研究也证明,每天1个鸡蛋,对血中胆固醇水平无明显影响。此外,鸡蛋里含有较多的蛋氨酸和钙,也具有防治动脉粥样硬化和高血压的作用。

因此,对已有高胆固醇血症者,尤其是重度患者,由于其胆固醇代谢障碍,对外源性胆固醇的耐受力较差,所以应尽量少吃或不吃,亦可采取吃蛋白不吃蛋黄的方式。

牛奶与高脂血症

牛奶是营养佳品,除含有高质量的蛋白质外,还含有钙、铁、维生素 B 族等。

牛奶中含有人体不能合成的 8 种必需氨基酸,其中蛋氨酸有抑制交感神经的作用,有助于维持人体的生理、心理平衡,蛋氨酸还有促进钙的吸收和预防感染的作用。

对大白鼠的实验证实,牛奶中所含的蛋白质,有清除血中过量钠的作用,所以能防止动脉硬化、高血压的发生;其中的蛋白质还有助于保持血管的弹性,延缓动脉硬化。牛奶中所含乳清酸,能影响脂肪的代谢。还含一种耐热的低分子化合物,可以抑制胆固醇的合成,牛奶中所含的钙质和胆碱,具有促进胆固醇从肠道排泄、减少其吸收的作用。所以,牛奶是一种可以降低胆固醇的食物。其次牛奶中含钙、钾等元素较多,对防治冠心病、高血压也有好处。

海鱼与高脂血症

高脂血症的流行病学调查发现,海边渔民的患病率普遍较低。这可能与其食用海产食物较多有关。

海产食物中含有大量的二十碳五烯酸(EPA)和二十二碳六烯酸(DHA)。EPA 和 DHA 有明显的降血脂作用,能防止冠脉痉挛和动脉粥样硬化。EPA 的主要来源是食物,少量由体内合成。水生动物如牡蛎、鲭鱼、鲑鱼(大马哈鱼)、金枪鱼等海鱼及鱼肝油中 EPA 的含量尤为丰富,可达总量的 $0.1\% \sim 90\%$。EPA 可使冠脉扩张、血小板解聚和改善血管通透性。EPA 还有降低血脂的作用。据报道,爱斯基摩人和北极地带的其他居民很少进食陆生动物的肉和奶,也很少进食植物性食品,主要的食物是鱼肉、鱼肠、鲸油及鱼的其他成分。据调查,爱斯基摩人和北极圈其他居民中,血胆固醇、三酰甘油、低和极低密度脂蛋白含量普遍较低,而高密度脂蛋白的含量则较高。从这些资料来看,EPA 的摄入和体内的含量较高,可能是北极地带居民中动脉粥样硬化和冠心病发病率很低的重要原因。国外许多研究也都证实EPA在防治冠心病中的作用。

因此,在动脉粥样硬化和冠心病的一级和二级预防中,鱼肉、鱼油和EPA可能有极重要的意义,这也是近几十年来冠心病病因学研究的巨大进展。应用EPA和DHA,或进食一定量鱼肉、鱼油,可能是预防和治疗动脉硬化和冠心病的又一条新途径。所以,劝君常吃海鱼。

海藻食物与高脂血症

许多海藻类的提取物,如藻酸双酯钠、褐藻淀粉硫酸酯等等,在高脂血症的防治方面可发挥一定的作用。

实验和临床研究证明,海藻提取物具有多方面的生理功能,它能有效地降低血脂和血液凝固性、抗血小板凝集,改善血液流变学指标,提高血中高密度脂蛋白水平,从多方面起着预防冠心病及心肌梗死的作用。专家们研究发现,褐藻淀粉硫酸酯能显著降低血脂,并且有提高高密度脂蛋白的作用。藻酸双酯钠则有抗凝、抗血小板的作用可防止微血栓形成。临床上广泛应用于冠心病心肌梗死的防治,收到良好的效果。

饮茶与高脂血症

茶能降低胆固醇的浓度,减轻动脉硬化程度,增强毛细血管壁的弹性,因而茶是防治冠心病的极好饮料。但注意以下两点:

- 对阴虚火盛的人,宜用绿茶;脾胃虚寒、溃疡病、慢性胃炎患者,宜饮用红茶。花茶(如茉莉花茶)是茶叶经花露熏制,性味微寒,或比较平和,适用范围较广。
- 茶能增强心室收缩,加快心率,浓茶会使上述作用加剧,血压升高,引起心悸、气短及胸闷等异常现象。由于浓茶中含有大量的鞣酸,会影响人体对蛋白质等营养成分的吸收,也会引起大便干燥。因此,冠心病病人饮茶宜清淡,不宜过浓。

防治高脂血症和冠心病的合理膳食原则

- 总热量限制在标准量以内,使体重维持在理想水平。超重或肥胖者应积极减肥。
- 每日胆固醇的摄入量不应超过 300 毫克/日。已有高胆固醇血症的病人,不宜超过 200 毫克/日。
- 脂肪的摄入不应超过总热量的 30%,其中饱和脂肪(主要为来自于动物的脂肪酸)应控制在占总热量的 10% 以内。饱和脂肪酸与不饱和脂肪酸、多不饱和脂肪酸的比值宜为 0.8:1:1。应注意把橄榄油、加拿大油菜籽油这类富含单不饱和脂肪酸的油类当作重要脂肪来源。
- 食用富含 Ω-3 脂肪酸的食物,如多脂鱼(鲑鱼、金枪鱼、鳟鱼、鲱鱼、鲭鱼)、核桃、加拿大油菜籽油、亚麻籽油及绿叶蔬菜。
- 食用复合碳水化合物,少吃或不吃蔗糖或葡萄糖等简单的碳水化合物。
- 多食新鲜蔬菜和水果、豆制品和鱼类。
- 少吃富含饱和脂肪酸或胆固醇过多的肥肉、动物油、高脂奶品及蛋黄、动物内脏等食品。
- 尽量少吃冰淇淋、植物油制的起酥油、酥皮点心、热油煎炸的食品、大多数快餐、套餐及方便食品,以减少反式脂肪酸的摄入。
- 每天吃 1~2 斤(500~1 000 克)的水果和蔬菜。
- 不要将饮用水软化。
- 减少钠的摄入,食盐摄入量控制在 5 克/日以下为最好。
- 不饮或少饮酒,特别是不能饮用烈性酒。

小贴士：脂肪如何分类？

表7　常见脂肪分类

饱和脂肪及油类	单不饱和油类	多不饱和油类
牛乳脂 动物脂 椰子油 棕榈油 可可脂 棕榈仁油	橄榄油 加拿大油菜籽油 高油酸红花油 高油酸葵花籽油 鳄梨油	玉米油 红花油 葵花籽油 花生油 棉籽油 加拿大油菜籽油 大豆油 鱼油 亚麻籽油 核桃油 樱草油 芝麻油 葡萄籽油 琉璃苣油

小贴士：常见的Ω-3和Ω-6油类有哪些？

表8　常见Ω-3和Ω-6油类

Ω-3油类	Ω-6油类
鱼油 亚麻籽油 加拿大油菜籽油 核桃油	玉米油 红花油 葵花籽油 棉籽油 大豆油 花生油 芝麻油 葡萄籽油 琉璃苣油 樱草油

降脂食物面面观

1. 大豆

大豆及豆制品含有丰富的不饱和脂肪酸、维生素 E 和卵磷脂，三者均可降低血中的总胆固醇、低密度脂蛋白及三酰甘油水平，而不影响高密度脂蛋白胆固醇水平，尤其重要的是，大豆及其制品中还含有大量的皂甙（如豆浆煮涨时液面上浮起的那层泡沫状物质），这种物质不仅能有效降低血脂，还具有减轻和预防动脉硬化的作用。

2. 大蒜

国外有人研究发现，新鲜大蒜能够大大降低血液中有害胆固醇的含量。大蒜粉剂制品可降低 8% 的胆固醇，而新鲜的大蒜或大蒜提取物可降低胆固醇 15%。大蒜的降脂效能与大蒜内所含物质——蒜素有关。大蒜的这一有效成分有抗菌、抗肿瘤特性，能预防动脉粥样硬化、降低血糖、血脂等。还有报告指出，每天服用大蒜粉或大蒜精，或坚持吃大蒜，经过 4～5 周，血压会降低 10%。如果每天吃一头大蒜，即可预防心脑血管疾病发生。

3. 洋葱

洋葱的降血脂效能与其所含的烯丙基二硫化合物及少量含硫氨基酸（甲硫氨酸，半胱氨酸）有关。这些物质属于配糖体，除降血脂外，还可预防动脉粥样硬化，对动脉血管有保护作用。国外学者研究认为，中老年人多吃些洋葱，可以防止高脂血症动脉硬化、脑血栓、冠心病的发生和发展。

4. 海带

海带内含有大量的不饱和脂肪酸，能清除附着在人体血管壁上过多的胆固醇;海带中的食物纤维褐藻酸,能调理肠胃,促进胆固醇的排泄,控制胆固醇的吸收;海带中钙的含量极为丰富,钙可降低人体对胆固醇的吸收,降低血压。这3种物质协同作用,对预防高血压、高脂血症和动脉硬化很有益处。

5. 山楂

山楂含有大量的维生素C和微量元素,具有活血化瘀、消食健胃、降压、降脂及扩张冠状动脉的作用。

6. 玉米

玉米含有丰富的钙、镁、硒等矿物质以及卵磷脂、亚油酸、维生素E,具有降低血清总胆固醇的作用。中美洲印第安人中几乎没有高血压、高脂血症、冠心病,主要得益于他们以玉米为主食。

7. 黑木耳

近年来研究证实,黑木耳有抗血小板聚集,降低血脂和阻止胆固醇沉积的作用,同时,还发现黑木耳有抗脂质过氧化作用。脂质过氧化与衰老有密切的关系。所以,老年人经常食用黑木耳,可防治高脂血症、动脉硬化和冠心病,并可延年益寿。

8. 苹果

苹果含极为丰富的果胶,能降低血液中胆固醇的浓度,还具有防止脂肪聚集的作用。苹果中的果胶还能与其他降胆固醇的物质,如维生素C、果糖、镁等结合成新的化合物,从而增强降血脂效能。有报告指出,每天吃1~2个苹果的人,其血中胆固醇的含量可降低10%。

9. 牛奶

牛奶含有羟基、甲基戊二醇,能抑制人体胆固醇合成酶的活性,从而抑制胆固醇的合成,降低血中胆固醇的含量。此外,牛奶中还含有较多的钙,也可降低人体对胆固醇的吸收。

10. 鱼

鱼含有人体必需的多种不饱和脂肪酸,其降血脂功效是植物油的 2~5 倍,对中老年人的血管有良好的保健作用。据科学家研究发现,生活在北冰洋格陵兰岛的爱斯基摩人的心血管病发病率低,几乎低到零,日本和荷兰渔民也很少有心脏病患者,皆因多吃鱼类的缘故。

11. 茶、菊花、荷叶

茶、菊花、荷叶等均有一定的降血脂作用,尤其是菊花,不仅能有效地降低血脂,而且还可以预防动脉粥样硬化及降低血压,作用持久而平稳。

12. 燕麦

燕麦含蛋白质 15％、脂肪 9％,且富含亚油酸、燕麦胶和可溶性纤维,常食可降低胆固醇,可使过高血糖下降。

13. 荞麦

荞麦中含有芦丁、叶绿素、苦味素、荞麦碱以及黄酮物质。芦丁具有降血脂、降血压的作用,黄酮类物质可以加强和调节心肌功能,增加冠脉的血流量,防止心律失常等作用。

14. 花生

花生含有多种氨基酸和不饱和脂肪酸,经常食用,可防止冠脉硬化。

15. 生姜

生姜中主要含有姜油,姜油中的有效成分是油树脂和胆酸螯合物,能够阻止胆固醇的吸收,并增加胆固醇的排泄。生姜中的姜醇、姜烯、姜油萜、姜酚等,可促进血液循环。

16. 甘薯

甘薯含有丰富的糖类、维生素C和胡萝卜素,可提供大量的黏多糖和胶原物质,这类物质能够有效的维持人体动脉血管的弹性,保持关节腔的润滑,防止肾脏结缔组织萎缩。常吃甘薯能够防止脂肪沉着、动脉硬化等。

17. 茄子

茄子含有丰富的维生素,紫色茄子还含有维生素PP。常吃茄子可以防止胆固醇升高,茄子纤维中含有皂草碱,可增加微血管的弹性。

18. 胡萝卜

胡萝卜含有丰富的胡萝卜素和多种营养素,实验证明可增加冠状动脉血流量,降低血脂,促进肾上腺素合成,因此具有降血压、强心等效能。

19. 芹菜

芹菜主要含有挥发油,甘露醇等,具有降压、镇静、健胃、利尿等作用。

20. 韭菜

韭菜含有丰富的纤维素,挥发性精油和含硫化合物,能够促进肠蠕动,减少胆固醇的吸收,具有降血脂的作用。

21. 菇类和食用菌

蘑菇等食用菌富含蛋白质,低脂肪,不含胆固醇,具有明显的降脂降压作用。

22. 藻类

海带、紫菜、海蜇、石花菜等，均含有丰富的矿物质和多种维生素，尤其是褐藻酸盐类具有降压作用；淀粉类的硫酸酯具有降脂功能。

低脂饮食食谱举例(一)

早餐：牛奶 250 毫升，鸡蛋清 2 个，清蛋糕 50 克，鲜榨果汁 1 杯。

午餐：水滑鸡蓉菜花(鸡肉 25 克，菜花 100 克)，香菇青菜(香菇 25 克，青菜 150 克)，主食 50 克。

晚餐：水滑肉丝柿椒丝(瘦肉 50 克，柿椒 150 克)，红烧冬瓜(冬瓜 200 克)，主食 50 克。

全日用油：橄榄油 25 克。

全日用盐：钠盐 4~6 克。

低脂饮食食谱举例(二)

早餐：豆浆 250 毫升，煮鸡蛋 1 个，烤馒头片 1 两。

午餐：素包子 1~2 两，玉米粥 1 碗。

晚餐：肉末烧豆腐(瘦肉 50 克，豆腐 150 克)，海米大白菜(海米 10 克，大白菜 150 克)。主食 50 克。

全日用油：橄榄油 25 克。

全日用盐：钠盐 4~6 克。

低脂饮食食谱举例(三)

早餐:大米粥(大米 25 克),煮鸡蛋 1 个,豆沙包 1 两。
午餐:氽丸子黄瓜(瘦肉 100 克,黄瓜 100 克),焖扁豆(扁豆 200 克),主食 50 克。
晚餐:白切鸡(鸡肉 100 克),番茄茄片(番茄 100 克,茄片 150 克),主食 50 克。
全日用油:橄榄油 25 克。
全日用盐:钠盐 4~6 克。

低脂饮食食谱举例(四)

早餐:脱脂牛奶 250 毫升,鸡蛋羹(鸡蛋 1 个),发糕(面粉 50 克)。
午餐:水滑番茄鸡片黄瓜(鸡肉 100 克,黄瓜 100 克),素烧西葫芦(西葫芦 200 克)。主食 50 克。
晚餐:肉末茄丝(瘦肉 25 克,茄子 100 克),木耳油菜(木耳 10 克,油菜 150 克),主食 50 克。
全日用油:橄榄油 25 克。
全日用盐:钠盐 4~6 克。

低脂饮食食谱举例(五)

早餐:紫米粥(紫米 25 克),鸡蛋清 2 个,素包子 1 两。

午餐：水滑鱼片（鱼肉100克），素炒青菜心（青菜150克），主食50克。

晚餐：汆鸡肉丸黄瓜片（鸡肉100克，黄瓜100克），番茄扁豆（番茄100克，扁豆150克），主食50克。

全日用油：橄榄油25克。

全日用盐：钠盐4～6克。

 低脂饮食食谱举例（六）

早餐：豆浆250毫升，馒头1两，鸡蛋清2个。

午餐：水滑番茄虾仁（番茄100克，虾仁100克），素炒冬瓜（冬瓜150克），主食50克。

晚餐：红烧鱼（鱼肉200克），大白菜豆腐（大白菜150克，豆腐100克），主食50克。

全日用油：橄榄油25克。

全日用盐：钠盐4～6克。

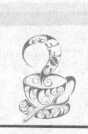

饮食控制——糖尿病治疗的"驾辕之马"

 糖尿病营养治疗的 7 大目标

- 达到并维持理想体重或合理体重。
- 使血糖、血脂、血压长期稳定在理想水平。
- 保持糖类、脂肪、蛋白质、水、盐及酸碱代谢平衡。
- 避免、减少、延缓各种并发症的发生和发展。
- 防止发生低血糖。
- 使糖尿病儿童及青少年维持正常的生长发育和学习生活。
- 保证糖尿病患者与健康人一样有较高的生活质量。

 "五驾马车"

美国一位著名糖尿病专家曾将糖尿病的综合治疗比作"三驾马车",这 3 匹马分别是:
- 营养治疗。

- 运动治疗。
- 胰岛素治疗。

中国的大夫根据自己的临床实践经验,结合我国的实际情况,提出糖尿病营养治疗"五驾马车"的原则,这5匹马是:

- 糖尿病教育。
- 糖尿病营养治疗。
- 糖尿病运动治疗。
- 糖尿病药物治疗。
- 糖尿病病情监测。

其实,无论是"三驾马车"还是"五驾马车",讲的都是一个道理:驾驭好这几匹马,就能较好地控制糖尿病,避免或延缓急性或慢性并发症的发生和发展。

 "两大基石"

饮食和运动是糖尿病治疗的两大基石,缺一不可。

做到饮食和运动科学合理,并使两者达到和谐统一,才能使体重达到并长期维持在一个理想水平,才可能降低血糖、血压和血脂,才能避免或延缓各种并发症的发生和发展。

然而,要做到饮食和运动的科学合理,要保持两者的平衡,绝非易事。这将是本书重点论述的内容。

应注意的是,进行运动前要注意您的年龄、身体状况、以往有无运动的经历,以及能够承受的运动强度。最好制定一个详尽并切合实际的锻炼计划,量力而行,持之以恒。运动项目可选用快走、慢跑、游泳、跳舞、打太极拳、骑自行车等有氧运动。

然而,有些糖尿病患者就"迷信"药物,认为"谁不会吃饭","谁不会运动","吃饭和运动跟治病有什么关系"。很明显,这些观点是错误的。错在不懂得饮食和运动对控制血糖的重要性。

众多的研究和实践都表明没有科学的饮食和合理的运动,药物治疗、病情监测等就成为空谈。

"4个点儿"

注意生活中的几件事,可使糖尿病的患病风险降低。

这几件事可归结为"4个点儿",即:

- 多学点儿:就是接受糖尿病教育。可以多看看有关糖尿病的书籍、报刊、电视,多听听有关糖尿病的讲座和广播,增加自己对糖尿病的基本知识和糖尿病防治方法的了解。只有正确认识糖尿病,才能正确防治糖尿病。
- 少吃点儿:就是糖尿病营养治疗。对肥胖或超重者,"少吃点儿"就意味着改掉大吃大喝的不良习惯,减少每天的能量摄入,不吸烟,不喝酒,长期坚持,是体重达到或就近理想状态。当然,"少吃"并不意味着营养不良,对部分消瘦的糖尿病患者,不仅不能少吃,还应增加食物摄入。总之,糖尿病患者要达到一个理想或合理的体重。达到并维持理想体重或合理体重,是糖尿病营养治疗的核心。
- 勤动点儿:就是糖尿病运动治疗。对所有糖尿病增加自己的体力活动时间和运动量,特别是要注意饮食量和运动量要相互平衡,避免肥胖和消瘦的发生。
- 放松点儿:就是糖尿病的心理治疗。每个糖尿病患者都应树立战胜疾病的信心,做到乐观、开朗、豁达,注意放松,避免长期精神紧张。

糖尿病饮食治疗的历史回顾

探讨糖尿病饮食治疗方法的过程是漫长而艰苦的,人们为之付出了巨大的代价。了解这一过程,或许有助于人们了解目前采用的饮食治疗方法的科学性和合理性。

- 最初,当人们发现了"甜的尿",从而认为糖分自尿中丢失,于是朴素地认为应对这样的病人增加糖的摄入,以弥补尿中糖的丢失。这或许是最早的糖尿病的"饮食治疗",而今天的人们自然可以想象这样做的后果。

- 之后,当人们对糖尿病有了初步的认识,发现可以采用"完全饥饿法"来控制糖尿病"三多"的症状。但是,这种疗法造成频频出现低血糖、酮症等急性并发症,长期应用还可造成重度营养不良,对血糖控制也极为不利。

- 后来,人们又采用"高脂肪、低糖(即严格主食控制)"的饮食疗法。结果摄入的糖类过低,不能维持正常血糖水平,机体要分解蛋白质、脂肪来满足身体的需要,导致心脑血管并发症的发病率大大升高。

- 还有,曾主导一时,甚至今天仍在部分医院和患者中应用的"主食固定法",其指导思想是通过限制主食摄入,来降低糖类的摄取,从而达到控制血糖的目的。遗憾的是,它忽视了副食的作用。两个同样摄入5两主食的病人,每日总的热量一个可能为1 600千卡,而另一个可能达到3 000千卡。原因何在?很简单:后者摄入的副食量过大。因此,仅仅通过控制主食来控制血糖,是一厢情愿。其结果往往不尽如人意。

- 终于,在人们对糖尿病有了更为深入的了解之后,提出了"食品交换份"法,在糖尿病治疗中收到了良好的效果。该方法的宗旨是使糖尿病患者在控制饮食的同时,充分享受"吃"的乐趣。

糖尿病营养治疗 10 大黄金法则

1. 控制每日摄入的总热量,以达到或维持理想体重或合理体重。
2. 平衡膳食。
3. 食物选择多样化,谷类是基础。
4. 限制脂肪摄入量。
5. 适量选择优质蛋白质。
6. 减少或禁忌单糖及双糖的食物。
7. 高膳食纤维膳食。
8. 减少食盐摄入。
9. 坚持少吃多餐,定时定量定餐。
10. 多饮水,限制饮酒。

黄金法则 1:算出自己的理想体重——饮食治疗的第一步

对糖尿病患者而言,体重是与体温、呼吸、脉搏、血压一样重要的生命指征。

计算自己的理想体重,并将实际体重与理想体重做比较,来确定自己是胖是瘦,这是饮食治疗的第一步。对于 50 岁以上的糖尿病患者,宜采用平田公式计算理想体重,即:理想体重(千克)=[身高(厘米)-100]×0.9

判定:

- 凡实际体重在理想体重的±10%范围内均属正常。
- 当实际体重超过理想体重的 20%时称为肥胖。
- 当实际体重少于理想体重的 20%时称为消瘦。

例如：老张身高165厘米，根据公式计算其理想体重为60千克。若老张的实际体重在54~66千克范围内，属正常；若在72千克以上，属肥胖；若在48千克以下，属消瘦。无论肥胖或消瘦都对血糖控制不利。

判断体重是否理想，还可以通过计算体重指数（见前述）来衡量。

应注意的是，大约60％的2型糖尿病患者同时伴有肥胖或体重超重，也有些患者虽然总体重属于正常范围，但属于四肢瘦弱腹部肥胖的"苹果型"体形或者腹部也不肥胖，但通过仪器测试发现内脏脂肪含量很高。这种类型的患者患心、脑血管并发症的机会等于甚至会高于单纯体重超标的患者。

对体重偏轻和消瘦的糖尿病患者绝不能放松饮食治疗，否则可能导致蛋白质能量营养不良、免疫力降低、感染率增高等各种恶果，血糖控制也不理想，其危害性丝毫不次于肥胖型糖尿病。

对于消瘦型糖尿病患者，首先应查明消瘦的原因，进行对症治疗，若合并某种消耗性疾病，如结核病等，应采取相应的治疗措施，解除病因。

此后，再加强饮食控制，增加能量及蛋白质等相关营养素的摄入，以增加体重和蛋白质水平。

计算每日总热量

首先要明确计算能量的"二要素"，即体重和活动强度。

根据这两个要素，可确定每日每千克理想体重所需要的热量（表9）。

表9　成人糖尿病每日热能供给量（千卡/千克理想体重）

体重	卧床	轻体力活动	中体力活动	重体力活动
消瘦	20~25	35	40	40~45
正常	15~20	30	35	40
肥胖	15	20~25	30	35

饮食控制——糖尿病治疗的「驾辕之马」

计算能量的 5 个步骤

我们可通过下面的例子明确如何计算每日总能量。

举例:一名没有并发症的糖尿病人,身高 170 厘米,体重 80 千克,65 岁,已退休。平常从事轻体力活动。通过下述 5 个步骤可计算出他每日的热量。

- 步骤 1:计算理想体重=170−105=65(千克)
- 步骤 2:判断体重是否肥胖或消瘦。

  该病人实际体重为 80 千克,超过理想体重 20% 以上,属肥胖。

- 步骤 3:判断活动强度。

  该病人的活动强度为轻体力活动。

- 步骤 4:根据体重和活动强度查出每千克理想体重需要的热量。

  查表得知该病人每日每千克理想体重需要 20~25 千卡热量。

- 步骤 5:计算总热量。

  总热量=22 千卡/千克体重×理想体重 65 千克=1 400 千卡/日。

黄金法则 2:平衡膳食

所谓平衡膳食是指一种科学的、合理的膳食,这种膳食所提供的热能和各种营养素不仅全面,而且膳食的供给和人体的需要应保持平衡,既不过剩也不欠缺,并能照顾到不同年龄、性别、生理状态及各种特殊的情况。这也是糖尿病治疗饮食的基础。

如何才能使膳食达到多样化、营养合理呢?只要做到以下:

- 每天必须吃以下 4 大类食品

  1. 谷薯类:即常说的谷类与薯类。它们主要提供热能和膳食纤维,维持人体生理活动和体温的需要。
  2. 蔬菜水果类:主要提供无机盐、维生素以及膳食纤维。
  3. 肉、禽、鱼、乳、蛋、豆类:主要提供优质蛋白质和无机盐及维生素。

4. 油脂类：主要提供热能和美好滋味。

- 4大类食品每天都保证摄入，不绝对偏食哪一种食物，搭配合理就是平衡。
- 糖尿病患者比正常人更加需要营养全面。应做到主食，粗细搭配；副食，荤素搭配，天天如此，顿顿如此；勿挑食，勿偏食。

黄金法则 3：食物选择多样化，谷类是基础

人类的食物是多种多样的。各种食物所含的营养成分不完全相同。除母乳外，任何一种天然食物都不能提供人体所需的全部营养素，平衡膳食必须由多种食物组成，才能满足人体各种营养需要，达到合理营养，促进健康的目的。因而要提倡人们广泛食用多种食物。

谷类食物是中国传统膳食的主体。随着经济发展，生活改善，人们倾向于食用更多的动物性食物。根据1992年全国营养调查的结果，在一些比较富裕的家庭中动物性食物的消耗量已经超过了谷类的消耗量。这种"西方化"或"富裕型"膳食提供的能量和脂肪过高，而膳食纤维过低，对一些慢性病的预防不利。提出谷类为主是为了提醒人们保持我国膳食的良好传统，防止发达国家膳食的弊端。

另外，要注意粗细搭配，经常吃一些粗粮、杂粮等。稻米、小麦不要太精，否则谷粒表层所含的维生素、矿物质等营养素和膳食纤维将流失大半。

不吃主食的危害

主食给人体带来很多益处，包含有丰富的碳水化合物、膳食纤维、维生素和矿物质。如果合理地选用它们，会帮助您很好地控制糖尿病，并且由于它们体积大，饱腹感强，可能对控制体重有利。因此，每天选用较多而不是较少的碳水化合物是非常必要的，如果年轻或者活动量较大者还可适量增加。主食所含的淀粉被人体消化后，要经过复杂的生化代谢，最终转化为葡萄糖，既避免低血糖反应,又不会使血糖升高过快。

有很多患者将所有的碳水化合物(糖类)都视为增高血糖的"罪魁祸首",而一味地强迫自己限制粮食,每天摄入极少甚至不吃,又因为饥饿而吃大量的高脂肪肉类、油脂或零食,结果糖尿病没控制好,反而容易发生各种急、慢性并发症,特别是高脂血脂、心血管疾病等,对病情极为不利。

黄金法则 4:限制脂肪摄入量

脂肪常常是美味佳肴的制造者,但很容易超量地吃脂肪。我们已经了解脂肪分为看得见和看不见的两种。

由于脂肪会产生很高的热量,因此富含脂肪的食物摄入过多将产生多余的热量,可能导致体重增加。已有很多研究表明,吃超量脂肪会降低身体内胰岛素的活性,使血糖升高;而减少脂肪(特别是饱和脂肪)的摄入会减少心、脑血管疾病发生的风险。

小贴士:减少脂肪的小诀窍

- 不吃动物油。
- 烹调时少用植物油。
- 选择瘦肉。
- 吃鸡肉、鸭肉等时,去除外皮和脂肪层。
- 不用油炸、油煎方法制作食物。
- 多用煮、炖、氽、蒸、拌、卤等少油做法制作食物。
- 吃烤肉时将油脂滴完再吃。
- 做汤或砂锅炖菜时,不需再过油,可直接将肉放到锅中。
- 尽量不食用黄油或奶酪。
- 尽量用低脂、脱脂奶制品。
- 用各种调味品代替油脂,即获得美味,又赢得健康。
- 少吃坚果类食品。
- 少吃方便面。
- 少吃奶油类食物。

黄金法则 5：适量选择优质蛋白质

选择优质蛋白质食物的 7 诀窍：

- 每周吃 2~3 次鱼。
- 去皮的鸡肉是优质蛋白质的良好来源。
- 适量选择低脂肪肉类（包括瘦猪肉和瘦的牛羊肉），每日 2~3 两。
- 每日食用 1 个鸡蛋。
- 每日摄入适量的豆制品，可为您提供低脂肪、高蛋白质的"植物性肉类"。
- 每日饮鲜牛奶或酸牛奶 1~2 袋（杯）。
- 吃少量硬果类食物也是蛋白质的良好来源。

黄金法则 6：减少或禁忌单糖及双糖的食物

单糖和双糖对糖尿病人是具有"潜在危险"的营养素。原因如下：

单糖和双糖的吸收比多糖（淀粉类）要快，它们在肠道内不需要消化酶，可被直接吸收入血液，使血糖迅速升高。

过多摄入含单糖和双糖类食物，可使体内三酰甘油合成增强并使血脂升高。

过多摄入单糖和双糖可能导致周围组织对胰岛素作用的不敏感，从而加重糖尿病的病情。

因此，糖尿病患者应减少或禁忌单糖和双糖的摄入。

但是，患了糖尿病并不意味着需要绝对禁用精制糖，尤其当发生低血糖时，可以及时吃糖来纠正低血糖。

小贴士：减少单糖和双糖的小诀窍

- 注意隐藏在点心、面包、饼干、水果罐头、软饮料、巧克力中的蔗糖。

- 烹调时不加蔗糖。
- 饮用鲜牛奶不加蔗糖。
- 饮茶时不加蔗糖。
- 饮用咖啡时不加蔗糖。
- 选用无蔗糖麦片。
- 不喝富含蔗糖饮料。
- 同人工甜味剂制品代替糖制品。
- 不宜大量食用蜂蜜。
- 不用或少用黄油或奶油。
- 饮用无糖酸奶。

黄金法则 7：高膳食纤维膳食

人们很早就观察到膳食纤维对糖尿病患者的有益作用，随着研究的深入，人们获得越来越多的证据，表明膳食纤维可以在一定程度上缓解食物在胃肠道消化和吸收的速率，从而降低血糖指数。很多的研究还发现，可溶性膳食纤维可以控制餐后血糖的升高，改善葡萄糖耐量。

美国糖尿病学会和美国国立卫生研究院提出的新的糖尿病营养治疗目标和营养素供给量标准中就明确提出：通过改变生活方式，摄取适宜的热量，调整宏量营养素的类型及构成比，适量补充膳食纤维等手段，来达到控制血糖、血脂和血压的目的。

对于糖尿病患者而言，目前尚无统一的膳食纤维供给量标准。美国糖尿病学会推荐的膳食纤维的摄入标准是每日 20~35 克。我国台湾省编制的膳食手册也采用此标准。

达到上述摄入标准的关键在于科学搭配膳食。糖尿病患者应在每日膳食中添加燕麦片、荞麦等粗粮，以及海带、魔芋和新鲜蔬菜富含纤维的食物。

表 10 列出常用食物的膳食纤维含量。

表10 常用食物膳食纤维含量表(单位：克/100克食部)

食物	膳食纤维	食物	膳食纤维
白面	3.5	绿豆	23.5
糯米	3.4	海带(干)	23.8
籼米	2.3	心里美萝卜	1.4
小米	4.6	圆白菜	1.7
玉米渣	7.8	芹菜	1.6
高粱米	7.3	胡萝卜	1.7
燕麦面	9.8	蒜苗	2.2
燕麦片	10.4	鸭梨	1.1
玉米面	11.4	国光苹果	1.11
荞麦面	12.3	魔芋	70.0

小贴士：增加膳食纤维的4点诀窍

- 选择全谷、全麦食物做早点。
- 用部分粗粮替代精细米面，但吃粗粮也不能超出总量。
- 每日膳食中可添加豆类食物，如红豆、绿豆等。
- 每日必须吃青菜，特别是青菜的叶和茎。

黄金法则8：减少食盐摄入

吃盐过多对身体有害，这些害处可表现为：

- 可导致高血压。
- 可降低治疗高血压药物疗效。
- 可导致水肿。
- 可导致心功能衰竭。
- 可导致肾衰竭。
- 可能增强食欲，增加膳食摄入，导致体重增加。

一般情况下，食盐的生理需要量不超过 3 克；世界卫生组织推荐正常人每日摄入食盐应不超过 6 克。我国的推荐量标准是每日食盐 6 克，不超过 8 克。遗憾的是，不少人口味较重，每日食盐量远远超过身体需要量。有统计表明，中国居民人均每日摄入食盐在 12～15 克；北方居民平均摄食食盐更高达每日 15～20 克。

因此，应特别强调对于所有糖尿病患者，都要从现在开始吃清淡少盐的食物。

黄金法则 9：坚持少量多餐 定时定量定餐

所有糖尿病患者在关注食物内容的同时，千万不要忽视了进食习惯对血糖的影响。可以说，进食习惯合理，有利于血糖控制；进食习惯不规律、不合理，可使病情恶化。

进食习惯包括：

- 进食的时间：要做到定时进餐。
- 进食的餐次：在总量不变的前提下，要做到少量多餐，每日应进食 4～6 餐，甚至更多。

单纯饮食控制患者的餐次分配

对于未用任何药物，进行单纯饮食治疗的患者，为了减轻进餐对胰腺的负担，可将全日碳水化合物均匀分开摄入，一日供给三餐或多餐，定时定量。这样既可避免过多食物增加胰岛的负担而出现血糖上升过高的现象，同时又可避免因进食间隔过长而出现低血糖症状。

若主食量全日超过 300 克，宜采用少食多餐方法，使每次正餐主食量不超过 100 克，多余部分移做加餐，对控制血糖升高也有好处。

三餐分配可根据患者的饮食习惯，按以下规律安排：

- 早餐占 1/5
- 午餐占 2/5
- 晚餐占 2/5

或者，

- 早餐占 1/3
- 午餐占 1/3
- 晚餐占 1/3

🍎 **口服降糖药或注射胰岛素患者的餐次分配**

对采用口服降糖药或胰岛素的患者，除 3 次正餐外，应有 2～3 次加餐。

加餐时间可放在：
- 上午 9～10 时
- 下午 3～4 时
- 晚上睡前 1 小时

加餐的食物选择：
- 方法一：由正餐中匀出半两主食作为加餐食品。
- 方法二：选用低糖蔬菜，如黄瓜或番茄，每日一个作加餐。
- 晚上睡前的加餐，除主食外尚可配牛奶半杯或鸡蛋 1 个或豆腐干 2 块等富含蛋白质食物，以延缓葡萄糖的吸收，防止夜间出现低血糖。

黄金法则 10：多饮水，限制饮酒

水，生命之源。水，对于糖尿病患者更是至关重要。
- 水可以溶解多种营养物质，使其易于吸收利用。
- 水可以稀释血糖。
- 水可以稀释血黏稠度。
- 水可使含氮废物排出。
- 水有助于排便。
- 水可以"清洗"泌尿道。
- 水可以防治心血管疾病。

如果肾脏、心脏没有疾病，也不存在水肿及其他限制饮水的情况，糖尿病患者应注意多饮水，每日应保证 6～8 杯水（1 500～2 000毫升）。同时，注意养成定时饮水的良好习惯，尤其在夏日，不要等到渴了再喝，这对于糖尿病人是极为重要又容易被忽视的问题。

"怕饮水"是一种误解

部分糖尿病朋友害怕饮水。在他们看来,"多饮"是糖尿病的一种症状,还会造成"多尿",因此为了"控制好糖尿病",在饮食控制的同时,也有意识地减少饮水。

其实,这是一种误解。它恰恰颠倒了"多饮"和"多尿"的关系。

糖尿病的多饮是由于血糖浓度过高,迫使身体增加尿量以排出过多的糖分,而尿排得多,身体丢失水分过多,才不得不多喝水,这是身体的一种自我保护措施。

简而言之,是"多尿"引发"多饮",而非"多饮"导致"多尿",搞清了这两者的关系,也就自然走出误区了。

糖尿病患者的饮酒原则:"如饮酒,要限量"

众多的研究和实践都证明酒精对糖尿病患者弊多利少。

饮酒对糖尿病患者的危害可表现在多个方面:

- 可能因为饮酒而影响正规进食,会不利于饮食治疗的执行。
- 酒精含有高热能,1克酒精可以产生7千卡的热量,可能导致体重增加。
- 酒精可能抑制肝糖原分解及糖异生作用,增强胰岛素的作用导致血糖水平的突然下降,发生危险。
- 服用磺脲类降糖药可能因饮酒而发生面部潮红、心慌气短等不良反应或加重低血糖反应。
- 长期饮酒还可能使血脂水平升高,动脉硬化,引起脂肪肝甚至肝硬化或增加心、脑血管发生的危险。
- 白酒中的有毒成分还有甲醇,它可以直接损害末梢神经,可能加重糖尿病患者周围神经的损害。

红葡萄酒能预防心血管疾病吗

很多糖尿病朋友关心这个问题。

该问题的提出源于在美国进行的研究。该研究表明,长期饮用一定量红葡萄酒的妇女,心血管疾病的发病率降低。此后,也有研究得出类似结论。另外,流行病学资料表明,在红葡萄糖销量较大的意大利等国,其心血管疾病的发病率相对较低等,以此证明红葡萄酒对心血管的保护作用。

但是,目前来看,
- 关于红葡萄酒有助于预防心血管疾病的机制尚未完全阐明。
- "红葡萄酒有助于预防心血管疾病"的相关研究尚缺乏足够的有力证据。
- 关于流行病学资料,由于意大利等国的居民,在饮用红葡萄酒的同时,尚有其他可能对心血管有保护作用的生活习惯,如食用橄榄油、大量食用新鲜的蔬菜水果、适量运动等,尚难以得出所谓"其心血管疾病发病率相对较低是长期饮用红葡萄酒的结果"这样的结论。

糖尿病患者如何科学饮酒

上面谈到糖尿病患者饮酒的种种弊端,但并不意味着患了糖尿病就只能滴酒不沾,毕竟在节假日、纪念日,在和亲朋好友欢聚的时刻,餐桌上是不能少了酒的。因此,糖尿病患者必须学会饮酒的时机、数量以及出现危险情况的补救措施。

- 首先,不要被一些糖尿病专用或无糖啤酒所迷惑,这些饮品同样含有碳水化合物和酒精,饮用时仍应计入每日饮食总热能范围之内。
- 其次,饮酒的量应计算在每日的主食范围内。大约1罐啤酒或2两红酒或半两二锅头,都相当于半两主食的热量,所以饮用时应减少相应的主食量。应说明的是,糖尿病朋友偶尔少量饮酒,借助上述交换原则,以求得能量的恒定,是可以的。但是,我们不提倡糖尿病患者经常性或大量饮酒,特别是经常性饮用或一次性大量饮用白酒和啤酒。
- 还有,时下流行向酒中掺入冰镇饮料以获得更好口味,但是您要注意,几乎所有普通软饮料都含有大量的精制糖,因此我们不主张应用;但水和低热量饮料可以随意应用。诸如:纯净水、矿泉水、苏打水和低热量饮料(包括用甜味剂制作的可乐或糖尿病专用饮料)。

空腹饮酒有什么危害

糖尿病患者应明确:空腹饮酒危害大。
- 空腹饮酒使酒精对胃肠道黏膜的刺激加大。
- 空腹饮酒使酒精吸收更快,容易"醉"。
- 更重要的是,对口服降糖药或注射胰岛素治疗的患者,空腹饮酒很可能导致低血糖的发生,可导致非常严重的后果,甚至危及生命。

因此,糖尿病患者饮酒前可吃一些碳水化合物类的食品,如饼干、面包等。

食品交换份

食品交换份是目前国际上通用的糖尿病饮食控制方法。北京协和医院营养科在国内率先引进该方法并结合中国糖尿病患者的实际情况在汉化的同时进行了改进,应用十几年来取得了良好的临床效果。

食品交换份是将食物按照来源、性质分成几大类。同类食物在一定重量内,所含的蛋白质、脂肪、碳水化合物和能量相似。不同类食物间所提供的能量也大致相等。

食品交换份的应用将大大丰富您的日常生活,并使食谱的设计趋于简单化。您可以根据自己的饮食习惯、经济条件、季节、市场供应情况等选择食物,调剂一日三餐。在不超出或保证控制全天总热量,保证充足营养的前提下,糖尿病患者可以和正常人一样选食,使膳食丰富多彩。

食品交换份的饮食分配

食品交换份将食物分成 4 大类(细分可分成 8 小类),每份食物所含热量大致相仿,约 90 千卡,同类食物可以任意互换。具体食物的"份量"如下(重量均指生重):

- 谷薯组:每份重量 25 克(半两),能量 90 千卡。
- 蔬菜类:每份重量 500 克,能量 90 千卡。
- 水果类:每份重量 200 克(约一个中等大小苹果量),能量 90 千卡。
- 大豆类:每份重量 25 克,能量 90 千卡。

- 奶制品：每份重量 160 克，能量 90 千卡。
- 肉类：每份重量 50 克，能量 90 千卡。
- 蛋类：每份重量 60 克（一个中等大小鸡蛋量），能量 90 千卡。
- 硬果类：每份重量 15 克，能量 90 千卡。
- 油脂类：每份重量 10 克（约一汤匙），能量 90 千卡。

不同能量糖尿病饮食内容参见表 11。

表 11　不同能量糖尿病饮食内容

热量（千卡）	交换单位	谷薯类		菜果类		肉蛋豆类		浆乳类		油脂类	
		重量	单位	重量	单位	重量	单位	牛奶	单位	重量	单位
1 200	14	3 两	6	1 斤	1	3 两	3	250 克	1.5	2 汤匙	2
1 400	16	4 两	8	1 斤	1	3 两	3	250 克	1.5	2 汤匙	2
1 600	18	5 两	10	1 斤	1	3 两	3	250 克	1.5	2 汤匙	2
1 800	20	6 两	12	1 斤	1	3 两	3	250 克	1.5	2 汤匙	2
2 000	22	7 两	14	1 斤	1	3 两	3	250 克	1.5	2 汤匙	2
2 200	24	8 两	16	1 斤	1	3 两	3	250 克	1.5	2 汤匙	2

生熟互换

食物煮熟后其重量会发生很大变化。本书所介绍的食物量如无特殊说明均指生重。在实际生活中，很多时候，人们称量的是熟重。因此，糖尿病患者在制备饮食时应了解膳食的生熟重量互换的关系，做到"心中有数"。

以下列出 3 种食物生熟重互换关系，供参考。

- 1 两大米：生重 50 克，熟重（米饭）130 克。
- 1 两面粉：生重 50 克，熟重（馒头）75 克。

- 1两肉食：生重50克,熟重35克。

小贴士：常用度量单位

重量
- 1两＝50克
- 1斤＝10两＝500克
- 1安士(OZ)＝30克
- 1磅(lb)＝15安士＝450克
- 1公斤(kg)＝1 000克＝2.2磅(lb)

容量
- 1茶匙(t)＝5毫升
- 1汤匙(T)＝3茶匙(t)＝15毫升
- 1液体安士(OZ)＝30毫升
- 1杯(C)＝8液体安士(OZ)＝240毫升

称量食物
- 面粉：1汤匙(T)＝10克
  　　　0.5杯(C)＝120克
  　　　1杯(C)＝240克
- 糖：1汤匙(T)＝15克
- 植物油：1汤匙(T)＝10克

相似营养素含量的食物互换

食品交换份最大的一个优点是同类食物或营养素含量近似的食物间可以相互交换,这为患者选择食物提供了巨大的空间。

同类食物之间的互换,如各种不同的主食之间、各种蔬菜之间、各种水果之间、各种肉类之间、各种豆类制品之间、油脂和各类硬果类食物之间可以互换。前面已经详细说明了上述食物间互换的量,如 50 克大米可以和 50 克面粉互换；35 克饼干可以和 25 克燕麦片互换等，读者朋友掌握起来应不困难。

营养素含量相似的食物间可以互换。这种情况稍稍复杂。常见情况如下：

- 半两（25 克）主食和 200 克苹果可等值互换。
- 1 两（50 克）瘦肉和 100 克豆腐等值互换。
- 半两（25 克）燕麦片和 200 克橘子等值互换。
- 20 粒花生与 10 克油或 50 克瘦肉可以等值互换。
- 500 克蔬菜与 200 克苹果可以等值互换。

食品交换份应用举例

糖尿病饮食是一种需要计算和称重量的饮食。看起来比较繁琐，但是当您按照我们介绍的方法掌握了设计食谱的方法，您将发现操作如此简单易用、生活如此丰富多彩。下面我们用具体的实例来演示如何计划食谱。

实例

患者张某某，男性，56 岁，身高 170 厘米，体重 85 千克，职业会计。患糖尿病 4 年，采用单纯饮食治疗，未出现明显并发症。

制定食谱步骤

- 第一步：计算标准体重：170－105＝65（千克）实际体重 85 千克，比标准体重超 30%，属肥胖，会计属轻体力劳动。
- 第二步：计算每日所需总热量：按照成人糖尿病热量供给标准表（表9），每日应摄入热能标准为 20～25 千卡/（千克体重·日）。则全天所需总热量：65×20～25＝1 300～1 625 千卡。

- 第三步：计算食品交换份份数：(1 300～1 625)÷90＝15～18 份。
- 第四步：参考表 12 分配食物，根据自己习惯和嗜好选择并交换食物。

表 12　食谱设计及使用食品交换份在同类食物间交换

使用食品交换份可改为下列食谱：

早餐：	早餐：
牛奶 1 袋(250 克)	鲜豆浆 1 碗(200 克)
鸡蛋 1 个(带皮 60 克)	茶鸡蛋 1 个(60 克)
咸面包 2 片(70 克)	花卷 1 两(50 克)
拌芹菜丝 1 碟	咸菜少许
9 点加餐：	9 点加餐：
苹果 1 个(150～200 克)	梨 1 个(150～200 克)
午餐：	午餐：
米饭 2 两(大米生重 100 克)	烙饼 2 两(70 克)
炒三丝(瘦肉 25 克,豆腐丝 50 克,圆白菜丝 100 克)	炒鸡丁柿椒(鸡肉 50 克,柿椒 100 克)
拍拌黄瓜(黄瓜 150 克)	素鸡烩白菜(素鸡 50 克,白菜 200 克)
烹调油 10～15 克	烹调油 10～15 克
食盐<3 克	食盐<3 克
晚餐：	晚餐：
玉米面发糕 1 两(玉米面 50 克)	米饭(大米 75 克)
白米粥(米 25 克)	香菇青菜(青菜 150 克)
清蒸鱼(草鱼 100 克)	砂锅豆腐(海参 100 克,豆腐 100 克,白菜 50 克)
炒莴笋(250 克)	烹调油 10 克
烹调油 10 克	食盐<3 克
食盐<3 克	
睡前半小时加餐：	睡前半小时加餐：
苏打饼干半两(25 克)	燕麦片粥(25 克)

从以上两组食谱中可以看出：

- 同类食品可以互换。50克大米可以和50克面粉互换；25克饼干可以和25克燕麦片互换；50克瘦肉也可以和100克豆腐互换。
- 不同类食品当营养素结构相似时，也可以互换。25克燕麦片可以和200克橘子互换，它们所含热量、碳水化合物基本相近；25克馒头与500克西瓜（带皮）也是等值的。
- 在不增加全天总热量的条件下，吃500克西瓜和25克馒头是一样的。当血糖控制稳定时，糖尿病患者每天吃一个水果减少25克主食也是可以的。
- 只要熟悉应用食品交换份，糖尿病患者的饮食安排就比较自由了。在不增加总热量、总脂肪量的前提下，糖尿病患者可以选择多种食品，包括过去不敢选择的水果、土豆、粉丝、胡萝卜。
- 关于加餐的目的是使病情由不稳定过渡到稳定，同时减少胰腺负担。尤其晚睡前加餐可有效预防夜间低血糖的发生。夜间低血糖会刺激体内升高血糖的激素的强烈作用，易发生清晨及早饭后显著高血糖。这时胰岛素的消耗量大，使原本功能不佳的胰腺负担更重，血糖也就更不易控制。因此主张糖尿病患者定时夜间加餐，而不要等到感到饥饿时再加餐。

 有问有答

可以"少吃主食多吃肉"吗

有些糖尿病朋友认为，既然可以"互换"，就可以"少吃饭，多吃肉"，"少吃主食，多喝酒"，"少吃菜，多吃油"。这样，"既保证能量恒定，又能满足口福"。

其实,这是对食品交换份"互换"原则的曲解。

按照这些朋友的互换方法,总能量可能不变,但是构成总能量的三大营养素的产热比例将发生改变。例如"少吃半两饭,多吃1两肉",总能量仍然恒定,但能量的来源将由多糖类转变为脂肪。这样,无形之中,油脂的摄入将超过标准,使发生高脂血症的危险性增加。因此,这种"互换"是不可取的。

希望糖尿病朋友,理解食品交换份等值互换的基本原则,即营养素含量相似的食物间才可以等量互换。

糖尿病患者能否吃水果

很多糖尿病患者不敢吃水果,因为很多水果吃起来很甜,其主要成分是糖,如葡萄糖、果糖和蔗糖等。一些水果中还含有少量的淀粉,如苹果、芒果和香蕉等。若食用不当,可升高血糖,使病情出现反复。故长期以来水果被排除在糖尿病食品之外,有些人甚至到了"谈水果色变"的程度,多数患者都有"家人吃瓜我吃皮"的经历。

很多糖尿病患者又渴望能吃点水果,因为水果有"三宝":维生素、无机盐和膳食纤维。

水果对维持人体健康起着特殊的作用,加之水果色泽鲜艳,风味迷人,是人们非常喜爱的一种食物,完全舍弃未免可惜。

这对矛盾如何解决?办法很简单,只要掌握好下面谈到的糖尿病患者食用水果的几个要素,那么对大多数糖尿病患者而言,完全可以做到既控制好血糖,又享受到食用水果的好处与乐趣。

食用水果"四要素"

- 要素一:吃水果的"时机"。当血糖控制比较理想,即空腹血糖能控制在 7.8 mmol/L(140 mg/dl)以下,餐后 2 小时血糖控制在 10.0 mmol/L(180 mg/dl)以下,糖化血红蛋白控制在 7.5％以下,没有经常出现高血糖或低血糖,就满足享受水果的先决条件了。如果血糖控制不理想,可先将番茄、黄瓜等蔬菜当水果吃,等病情平稳后再选择水果。
- 要素二:吃水果的"时间"。水果一般作为加餐食用,也就是在两次正餐中间（如上午10点或下午3点）或睡前一小时吃，这可以避免一次性摄入过多的碳水化合物而使胰腺负担过重。一般不提倡在餐前或餐后立即吃水果。

- 要素三：吃水果的"种类"。各种水果的碳水化合物含量为6%～20%。应选择含糖量相对较低及升高血糖速度较慢的水果。后者对不同的糖尿病患者可能有一定的差异，可根据自身的实践经验作出选择。一般而言，西瓜、苹果、梨、橘子、猕猴桃等含糖量较低，对糖尿病患者较为合适，而香蕉、红枣、荔枝、红果、菠萝、甜桔、葡萄等含糖量较高，糖尿病患者不宜食用。
- 要素四：吃水果的"数量"。根据水果对血糖的影响，每天可食用200克左右的水果（提供约90千卡的热量），同时应减少半两（25克）的主食，这就是食物等值交换的办法，以使每日摄入的总热量保持不变。

如果能在吃水果前和吃后2小时测一下血糖及尿糖，对了解自己能不能吃这种水果，吃的是否过量会很有帮助。

如何克服饥饿感

控制饮食后，很多糖尿病患者常常感到饥饿难忍，甚至因为无法忍受而放弃饮食治疗。对此，您首先应明确：

- 饥饿感本是糖尿病的一种症状，经过治疗，病情改善后，饥饿感也会随之减轻。
- 刚开始饮食治疗，食量比原来明显减少了，胃肠道可能会不适应，但是适应几天后饥饿感就会慢慢减轻。

如果仍感饥饿，不妨采取以下措施，或许会有帮助：

- 多吃低热量、高容积的食品，如各种蔬菜：番茄、黄瓜、大白菜等。
- 少量多餐，将正餐的主食匀出一小部分作为加餐用，加餐时可选用低热能食物，如蔬菜、鸡蛋清、脱脂牛奶等。
- 选用粗杂粮代替精细粮，可以产生更强的饱腹感。

- 少吃盐,将口味变清淡,可能会降低过于旺盛的食欲。
- 吃饭速度放慢,真正做到细嚼慢咽。

外出旅游如何进餐

- 外出旅游时,应保证按时用药和进餐。
- 外出旅游聚餐时,避免摄入过于油腻的食物。
- 外出旅游期间,不宜饮酒。
- 外出旅游期间,尽量饮用矿泉水,少用或不用甜饮料。
- 随身携带饼干、点心、新鲜水果和水,以便在误了进餐时食用。
- 注意防止因增加运动量发生低血糖反应,准备好糖果、巧克力等。
- 特别注意旅游期间的饮食卫生。

饭店进餐应注意什么

现代社会,社交聚餐不可避免。糖尿病患者对此如何应对,是很多朋友关心的问题。以下的要点可作为您的参考,不妨一试。

- 提前大致掌握食物的数量,做到心中有数。
- 应尽可能保持原有的饮食习惯和进餐时间,不要放松。
- 避免摄食高能量、高脂肪、高糖的食品。
- 多吃蔬菜,特别是绿叶蔬菜。
- 注意饮食卫生。
- 不饮酒,或饮用少量红酒,但绝不可空腹饮酒。
- 向主人说明情况,会得到理解和帮助。
- 按时服用降糖药物或注射胰岛素。
- 不要选用淀粉多的稠汤。
- 不宜食用过多的主食。

节假日餐饮应注意什么

- 饮食有规律:定时、定量、定餐。

- 少量多餐。
- 绝不可暴饮暴食。
- 避免高糖、高脂肪的食品。
- 可适量增加优质蛋白质食品,如鱼类等。
- 多吃绿叶蔬菜。
- 对各种常见食物生、熟重量提前掌握。
- 尽可能按照饮食平衡的原则选择食物。
- 可以选用一些凉拌菜。
- 注意饮食卫生,不食用不洁净的食物。
- 不饮酒,或饮用少量红酒,但绝不可空腹饮酒。
- 尽量少食用"涮火锅"。

糖尿病患者怎么吃素食

有些糖尿病患者,特别是老年糖尿病患者喜爱素食,长期不食用动物性食品。他们认为素食对人体健康有很大好处。

其实,国际上众多的研究都得出相似的结论:长期素食可能导致营养的不均衡,如素食者食谱中往往容易缺乏铁、锌、优质蛋白质、钙质、维生素 B_{12} 和维生素 B_2 等营养素,生活质量降低,免疫力下降,不利于糖尿病的控制。

因此,我们愿意在此向素食的糖尿病患者进言献策,以保证他们获得合理的营养,并使血糖控制在理想水平。

- 保证每日膳食总能量摄入充足。
- 保证每日饮用奶制品,最好能达到2~3袋。
- 保证每日食用2~3个蛋。
- 保证经常性食用豆类及其制品。
- 保证摄取足够的新鲜蔬菜和部分水果。
- 避免仅食用主食加少量素菜的错误的饮食习惯。
- 茶水中的鞣酸可能会妨碍铁的吸收,因此饭后最好不要立即喝茶。
- 过多的膳食纤维可能妨碍胃肠道对维生素和矿物质的吸收,

因此不宜摄入过多的膳食纤维,每日进食粗粮不宜超过2两。
- 保证每日烹调用植物油达到30克。
- 食谱最好能征求营养医师或主管医师的意见和建议。
- 定期检查血、尿常规和生化指标。
- 如果出现经常感冒、乏力、腹部不适、头晕、注意力不集中、皮肤出现异样表现、舌头疼痛、脱发等,应及时就医。

糖尿病患者素食菜谱

早餐:鲜奶1袋;煮鸡蛋1个;主食1两。

上午加餐:黄瓜1根。

午餐:葱花烧豆腐(豆腐100克);香菇青菜(青菜200克);烹调用植物油15克;鸡蛋炒米饭(大米100克)。

下午加餐:水果1个。

晚餐:番茄炒蛋(鸡蛋1个,番茄100克);芹菜香干(芹菜100克,香干50克);烹调油15克;馒头1.5两;绿豆粥0.5两。

晚睡前加餐:无糖酸奶1杯。

出现低血糖反应该怎么办

立即吃"糖"增高血糖水平:
- 普通饮料(雪碧、可乐、果汁等)。
- 糖果(水果糖、奶糖、巧克力糖)。
- 糖水(温开水冲白糖或葡萄糖25~50克)。
- 口服葡萄糖片。
- 一勺蜂蜜或果酱。

对不同的患者可采取不同的措施:
- 对神志清楚、反应轻者可立即口服上述食品;如果低血糖反应重者,还需要增加口服碳水化合物的量,如馒头或面包25克或水果1个。
- 对注射长效胰岛素者,为防止低血糖反复出现,还可加食牛奶或鸡蛋等吸收较慢的蛋白质食品。

- 对神志不十分清楚，尚有吞咽能力者可将白糖或葡萄糖放入其口颊和牙齿之间，使之溶化后咽下。
- 对出现昏迷的患者应避免喂食，防止由于喂食不当而引起的吸入性肺炎或肺不张。

若服糖后5分钟仍无法改善症状或变得更糟，应立即吃更多的糖。

如果10分钟内仍然无改善，不要犹豫，应立即送医院抢救。

如果已经纠正了低血糖，还要在下一餐前吃一点儿含复合碳水化合物的点心或水果、牛奶等，可以预防您的血糖再度掉至最低点。

 如何预防低血糖反应

- 确保您每餐摄入足量的碳水化合物，按时进餐，如果延迟了必须吃一点儿点心帮您渡过险关。
- 认真请医生帮助您检查胰岛素或降糖药的剂量，防止用量过大。
- 如果活动量比平时大，在活动前要摄入额外的碳水化合物，随身携带糖果、饼干等食物，便于随时纠正低血糖反应。
- 确保饮酒前先吃一点儿含复合碳水化合物的食品。
- 随身携带"糖尿病救助卡"，上面写清姓名、住址及用药等情况，便于及时得到抢救。
- 如果您经常出现低血糖，应做好记录并询问您的医生可能出现的原因和解决方法。

 走出误区

误区之一：饭吃得越少对病情控制越有利

不少患者只控制主食摄入，认为饭越少越好，甚至连续数年把主食控制在每餐仅吃半两到一两，这会造成两种后果：一是由于主食摄入不足,总热量无法满足机体代谢的需要而导致体内脂肪、蛋白质过量分解、身体消瘦、营养不良甚至产生饥饿性酮症;另一种是认为已经控制了饮食量,从而对油脂、零食、肉蛋类食物不加控制,使每日总热量远远超过控制范围,而且脂肪摄入过多,如此易并发高脂血症和心血管疾病,使饮食控制失败。其实,糖尿病饮食需要控制摄入食物所产生的总热量与含热量较高的脂肪。相反,主食中含较多的复合碳水化合物升血糖的速率相对较慢,在适当范围内应增加摄入量。

误区之二:咸的食品不用控制

部分患者错误认为,糖尿病就是不吃甜的食物,吃饭要控制,但咸面包、咸饼干以及市场上大量糖尿病专用甜味剂食品不含糖,饥饿时可以用它们充饥,对它们不需控制。其实各种面包、饼干都是粮食做的,与米饭馒头一样,吃下去也会在体内转化成葡萄糖而导致血糖升高。因此,这类食品仍应计算入总热量范围内,但它们可以改善单调的口味,提高生活乐趣。

误区之三:多吃了食物则只要加大口服降糖药就没事

一些患者在感到饥饿时常忍不住多吃饭,此时他们可能采取自行加大原来的服药剂量的方法,误认为饮食增加了,多吃点降糖药可把多吃的食物抵消。事实上,这样做不但使饮食控制形同虚设,而且在加重了胰腺负担的同时,增加了低血糖及药物毒副作用发生的可能,非常不利于病情的控制。

误区之四:吃点零食无所谓

部分患者三餐控制比较理想,但由于饥饿或其他原因养成吃零食如花生、瓜子、休闲食品等的习惯。其实,这样也破坏了饮食控制。大多数零食均为含油脂量或热量较高的食品,任意食用会很快超出总热量范围。

误区之五：不需要限制植物油摄入

有些患者认为，植物油中含有多量的不饱和脂肪酸，比动物油要好，因此只要不吃动物油，就不会有问题。其实，无论动物油还是植物油都是脂肪，脂肪仍是高热量食物。如果不控制脂肪就容易超过每日所规定的总热量，使体重增加而影响血糖的控制。因此，吃油脂时，即使是植物油也应计算入量。

误区之六：每日只吃粗粮不吃细粮

有一种观点认为膳食纤维对于控制血糖有利，因此每日仅吃粗粮，不吃细粮，似乎不这样做就难以控制好血糖。膳食纤维有降糖、降脂、通大便的功效，粗粮含有较多的膳食纤维而对身体有益。但是，如果吃太多的粗粮，就可能增大胃肠的负担而且影响营养素的吸收，长期这样会造成营养不良，而对身体不利。因此，无论吃什么食品，都应当适度。

误区之七：多吃粗粮不影响血糖

既然粗粮升高血糖的"能力"不及细粮，那么是否多吃粗粮不会影响血糖呢？答案是否定的。

粗粮也是粮食，含有的能量和细粮一样多。如果不加限制，会导致摄入的能量超过需要，这对血糖控制是极为不利的。我们曾遇到一位老年糖尿病患者，每日如果食用细粮，用量4～5两（200～250克），但若换成粗粮，能吃1斤（500克）多，结果导致肥胖，血糖和血脂也随之升高。

误区之八：少吃一顿可以不吃药

有些患者为了控制好血糖，自作主张少吃一顿饭，特别是早餐，并认为不吃饭就无须吃药了。其实，吃药的目的不仅仅是为了抵消饮食所导致的高血糖，还为了降低体内代谢和其他升高血糖的激素所致的高血糖。并且，不按时吃饭也容易导致餐前低血糖而发生危险;同时由于少吃一餐,必然导致下一餐的饮食摄入量超过正常水平,从而破坏了饮食控制,种种因素都会导致血糖控制不稳定而影响治疗效果。因此,希望您按时、规律地用药和吃饭。

误区之九:注射胰岛素后不需要再控制饮食了

有些患者因药物控制血糖不佳而改用胰岛素治疗,并认为有了胰岛素就天下太平,不需再费神控制饮食了。其实,胰岛素治疗的目的也只是为了血糖控制平稳,胰岛素的使用量也必须在饮食固定的基础上才可以调整,如果饮食不控制,血糖会更加不稳定。因此,胰岛素治疗不但需要配合营养治疗,而且非常必要。

误区之十:用尿糖试纸是否变色评价食物是否含糖

有些患者为了检测所吃的食物尤其是甜味剂食品是否含糖,将食物溶液滴于尿糖试纸上发现变色就非常恐惧,认为是高糖。其实只要是含糖(包括精制糖、多糖)的食物溶解后都会产生葡萄糖,而使试纸变色;无糖食品中只是没有蔗糖,其他形式的糖都会使试纸变色,但是它们不会使血糖上升太快或太高。这种做法只会让您徒增烦恼。

误区之十一:山楂(红果)或流传的降糖食疗方法都可以降无糖,须限制

糖尿病饮食治疗的黄金法则告诉我们,一切饮食都要控制在总热量范围内。山楂对普通老年人有软化血管、抗凝的作用,但是同时含有较高量的果糖,不加限制就可能影响到血糖控制。食疗偏方中的食品如果属于热量过高或脂肪量过高的则仍会影响血糖。因此,一切饮食仍以血糖为重,再好的食品如果升高血糖,也应慎重选用。

误区之十二:吃馒头比吃米饭升血糖更高

有些患者吃一次馒头测血糖后比吃米饭高或凭借自测尿糖显

示尿糖高，就只吃米饭、不吃馒头甚至不吃所有面食。其实，面粉、米饭所含的碳水化合物、血糖指数都是非常相似的，对血糖高低的影响没有特别大差异，即使有影响也应在其他条件不变的情况下检测血糖后再下定论。不要轻易放弃一大类主要食品，而使您的餐桌食谱单调乏味，人为地影响饮食治疗的顺利执行。

误区之十三：不吃糖，但可以多吃些蜂蜜

有些患者不敢吃糖，就吃一些蜂蜜来代替甜味，还听说蜂蜜有助于通大便而治疗便秘。其实，蜂蜜、蜂王浆中含有较高浓度的单糖，吃多了会使血糖升高而影响糖尿病控制，因此您可以用甜味剂代替蔗糖。而且，通利排便有很多方法，不一定非用蜂蜜不可。

误区之十四：吃××食物"降"血糖

总听一些糖尿病朋友说，多吃××食物，可以降低血糖。这是一种误解。

一般情况下，绝大多数食物含有能量，其中有的含有脂肪、有的含有糖类，有的既有脂肪又有糖类。只要含有能量，摄入体内后就会升高血糖，只是有的食物因为能量密度低，或含有膳食纤维等营养素，升高血糖的速度不快、力度不大，但总的趋势是使血糖增高，而不会降低血糖。人们常说的苦瓜、南瓜等，都是如此。

因此说，用食物"降"血糖是不可能的，除非食物中含有降糖药物，但这是绝不允许的。如果在不知情的情况下，食用这样的食物，会导致严重的低血糖反应，后果不堪设想。

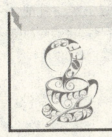

合理饮食控制痛风

 痛风，从饮食找原因

痛风是一种代谢性疾病，常常表现为急性关节炎、慢性关节炎，严重者甚至发展成痛风性肾病，导致肾衰竭。

也许因为受寒是痛风性关节炎发作的诱因之一吧，人们就将这种病形象地称为痛风。实际上，这是体内嘌呤代谢异常导致血中尿酸堆积，使关节腔滑膜受刺激发炎。

那么，嘌呤是什么？它与饮食的关系又如何呢？

嘌呤是细胞中核酸类物质的组成元素，不仅我们人体细胞含有嘌呤，几乎所有的动植物细胞都含有嘌呤。在正常情况下，从饮食摄入的嘌呤和人体自身代谢生成的嘌呤会以尿酸的形式通过肾脏从尿中排除，"入"与"出"处于动态平衡中。一旦这种平衡被破坏，就会表现为痛风了。

 认真把好饮食关

痛风的营养治疗关键就是把好饮食关，使嘌呤的摄入量尽量降低。急性期的患者甚至应使食物嘌呤的摄入量接近于零,才能配合用药迅速缓解症状。一般缓解期或慢性期的患者只需将嘌呤的摄入量控制在100~150毫克/天,通常就能有效预防症状的发生。

食物嘌呤含量及选择依据

根据食物嘌呤含量将食物分为以下4类。

- 1类:含嘌呤最多的食物(每100克含嘌呤150~1 000毫克):肝、脑、肾、牛羊肚、沙丁鱼、凤尾鱼、鱼子、胰腺、浓肉汤、肉精、浓肉汁。
- 2类:含嘌呤较多的食物(每100克含嘌呤75~150毫克):扁豆、干豆类、干豌豆、鲤鱼、大比目鱼、鲈鱼、贝壳类水产、熏火腿、猪肉、牛肉、牛舌、小牛肉、野鸡、鸽子、鸭、野鸭、鹌鹑、鹅、绵羊肉、兔、鹿肉、火鸡、鳗鱼、鳝鱼、淡鸡汤、淡肉汤、淡肝汤。
- 3类:含嘌呤较少的食物(每100克含嘌呤<75毫克):芦笋、菜花、龙须菜、四季豆、青豆、鲜豌豆、菜豆、菠菜、蘑菇、麦片、青鱼、鲜鱼、鲑鱼、金枪鱼、白鱼、龙虾、鸡肉、火腿、羊肉、淡牛肉汤、花生、麦麸面包。
- 4类:含嘌呤很少的食物(每100克含嘌呤<30毫克):奶类、奶酪、蛋类、水果类、可可、咖啡、茶、海参、果汁饮料、豆浆、糖果、蜂蜜、精制谷类如富强粉、精磨稻米、玉米、蔬菜类如紫菜头、卷心菜、胡萝卜、芹菜、黄瓜、茄子、冬瓜、土豆、山芋、莴笋、番茄、葱头、白菜、南瓜、果酱。

(注:以上食物嘌呤含量分类多取材于未经烹调的食物,故仅供参考。)

急性痛风发作期时的食物选择

痛风急性发作期只能采用牛奶、鸡蛋、精制面粉及含嘌呤少的蔬菜,多吃水果及大量饮水。禁食一切肉类及含嘌呤丰富的食物(禁用1、2、3类食物,任选4类食物)。可采用严格低嘌呤半流质膳食、软饭或普通饭。

慢性痛风时的食物选择

慢性期的患者可在全天蛋白质摄入量范围内,牛奶、鸡蛋清可不限量。全鸡蛋每日限用一个。瘦肉类,白色肉类(鱼、鸡)每日可选用100克,也可采用水煮肉类,弃其汤食其肉可减少嘌呤摄入。有建议每周有2天按急性期膳食供给,其余5天可选用含嘌呤2、3类食物。严禁一次吃过多的肉类及含嘌呤丰富的食物,如动物内脏类、浓肉汤类、沙丁鱼等。少用或不用含嘌呤多的蔬菜,如龙须菜、菠菜、蘑菇、鲜豌豆类等。其他可选用精制米面及含嘌呤少的蔬菜(多选用黄绿色蔬菜水果等,禁用1类食物,限量选用2、3类食物,任意选用4类食物)。

痛风患者的营养治疗

除了控制食物中的嘌呤外,营养治疗还应注意以下事项。

■ 减肥:保持正常体重是减少痛风发作的有效方法,但是减肥的速度应以不发生酮症为度,因为酮体会在肾脏与尿酸竞争排出。

- 低脂:清淡的饮食可以减少热量的摄入,有助于减肥。另一方面,脂肪也会阻碍肾脏排泄尿酸,因此应选用低脂食物。
- 摄入适量的维生素 C 和维生素 B 族:这样有助于组织中淤积的尿酸盐溶解。
- 戒烟酒,多饮水:每天饮水量应达到 2 500~3 000 毫升,通过增加尿量来帮助肾脏排出尿酸,同时减轻尿酸对肾脏的损害。
- 饮食有度:暴饮暴食,一次大量摄入嘌呤,通常会导致痛风急性发作。

表 13 为痛风患者推荐一种低嘌呤饮食方案。

表 13 低嘌呤饮食方案举例

餐次	食物	原料	用量
早餐	牛奶	脱脂奶	250 毫升
	面包	富强粉	100 克
午餐	番茄鸡丝圆白菜丝	番茄	100 克
		鸡肉	50 克
		卷心菜	100 克
	花卷	富强粉	100 克
	米粥	粳米	50 克
晚餐	鸡蛋炒芹菜	鸡蛋	35 克
		芹菜	100 克
	黄瓜蛋汤	黄瓜	100 克
		鸡蛋	35 克
	米饭	粳米	100 克
全日用油			21 克

这份一日食谱所含热量为 1 600 千卡,嘌呤含量在 100 毫克以下,适合中等身材的痛风缓解期患者采用。

主要参考文献

1. 于康主编. 临床营养医师速查手册. 第2版. 北京：科技文献出版社，2006
2. 于康主编. 临床营养治疗学. 第2版. 北京：中国协和医科大学出版社，2007
3. 何志谦主编. 人类营养学. 北京：人民卫生出版社，1988
4. 顾景范，杜寿玢，查良锭等主编. 现代临床营养学. 北京：科学出版社，2003
5. 中国膳食指南专家委员会. 中国居民膳食指南文集. 北京：中国检察出版社，2000
6. 中国营养学会编著. 中国居民膳食营养素参考摄入量. 北京：中国轻工业出版社，2000
7. 方圻主编. 现代内科学. 北京：人民军医出版社，1999

图书在版编目(CIP)数据

营养与健康/于康编著. —上海:复旦大学出版社,2011.5
(复旦·健康系列)
ISBN 978-7-309-08032-2

Ⅰ.营… Ⅱ.于… Ⅲ.营养卫生-关系-健康 Ⅳ.R151.4

中国版本图书馆 CIP 数据核字(2011)第 049760 号

营养与健康
于 康 编著
责任编辑/傅淑娟

复旦大学出版社有限公司出版发行
上海市国权路 579 号 邮编:200433
网址:fupnet@fudanpress.com http://www.fudanpress.com
门市零售:86-21-65642857 团体订购:86-21-65118853
外埠邮购:86-21-65109143
上海第二教育学院印刷厂

开本 890×1240 1/32 印张 5.625 字数 144 千
2011 年 10 月第 1 版第 2 次印刷
印数 3 101—6 200

ISBN 978-7-309-08032-2/R·1198
定价:18.00 元

如有印装质量问题,请向复旦大学出版社有限公司发行部调换。
版权所有 侵权必究